Médecine de ville en péril

Du même auteur

Pour une médecine sociale, Éditions Anne Carrière, 2020.

Merci pour leur aide précieuse
à Sylvie Alphandéry, Michèle Narvaez
et François Vescia.

Didier Ménard

Médecine de ville en péril

Sept propositions pour la transformer

Préface d'André Grimaldi
Postface de Claude Alphandéry

Les Éditions Utopia

Collection Ruptures

Ne doutez jamais qu'un petit groupe de gens réfléchis et engagés puisse changer le monde. En fait, c'est toujours comme cela que ça s'est passé.

Margaret Mead (1901-1978)
Anthropologue.

Les Éditions Utopia
61, boulevard Mortier – 75020 Paris
contact@editions-utopia.org
www.editions-utopia.org
www.mouvementutopia.org

Diffusion : CED
Distribution : DOD&Cie/Daudin

Sommaire

Préface

Par André Grimaldi,
Professeur émérite CHU Pitié Salpêtrière

La pandémie de Covid 19 a agi comme une loupe sur notre société. Elle a montré les forces et les faiblesses de notre système de santé. Ses forces : d'abord la Sécurité sociale prenant en charge à 100 % les tests et la vaccination et remboursant les soins à 80 %, ensuite ses équipes soignantes mobilisées à l'hôpital et en ville. Alors qu'on manquait de tout, on a vu lors de la première vague fonctionner un vrai service public de santé au service du public, sans prescriptions ni actes inutiles, sans nécessité pour les patients d'avancer le montant des honoraires médicaux et sans dépassement d'honoraires. Les administratifs qui gèrent les hôpitaux et les Agences régionales de santé n'étaient plus obsédés par la réduction du nombre de lits, la diminution du personnel et l'accroissement des activités rentables, mais s'étaient mis au service des soignants.

Malgré l'absence de moyens, on a vu les blouses blanches et les premiers de corvée monter au front, chaque jour, sans compter leur temps et leur peine. Paradoxalement, ils étaient heureux de retrouver le sens profond de leur métier, exprimant ainsi des valeurs qui dépassaient chacun d'entre eux et dans lesquelles le pays tout entier à la fois se reconnaissait et leur témoignait sa reconnaissance.

Mais on a vu aussi nos faiblesses : la nouvelle politique de santé mise en œuvre depuis vingt ans prétendait que la médecine devenait industrielle, les médecins des ingénieurs, les paramédicaux des techniciens et l'hôpital une entreprise commerciale qui vend des séjours. Suivant cette politique, les directeurs promus « managers » avaient dû remplacer la santé publique par des *business plans* et appliquer la devise « pas de stock, du flux ». Pas de stocks du flux pour les masques, pas de stocks du flux pour les médicaments, pour les sur-blouses et pour les respirateurs, et finalement pas de stocks du flux pour les lits et pour le personnel. On a vu aussi que nous avions construit un système de soins, pas un système de santé.

Notre système de soins permet de guérir les maladies aiguës, qu'il s'agisse des maladies aiguës bénignes en ville ou des maladies aiguës graves ou aux traitements complexes à l'hôpital. Pour ce faire, il fonctionne avec deux systèmes parallèles, d'un côté la médecine libérale en ville gérée par des conventions entre l'Assurance maladie et les syndicats professionnels, et de l'autre côté l'hôpital public géré par l'État. Quant à l'action sociale elle relève essentiellement des départements. Ce système en silos est inadapté au suivi des pathologies chroniques que l'on peut soigner mais pas guérir. C'est le patient atteint de maladie chronique qui doit tous les jours, sans relâche, suivre son traitement, prendre ses médicaments sans se tromper et sans oublier, adopter de nouveaux comportements pour prévenir les complications, réaliser soi-même des examens de surveillance, gérer un handicap, connaître ses droits et ne pas rater ses rendez-vous de consultations…

Didier Ménard, exemples à l'appui, défend une médecine centrée sur le patient et pas seulement sur la prescription, une médecine prenant en compte les conditions de vie et les représentations des patients, une médecine non seulement biotechnologique mais aussi psycho-socio-culturelle, une médecine de la personne que nous avons appelée la 3e médecine. Elle suppose un travail en équipe poly-professionnelle intégrant des patients experts et/ou des médiateurs de santé. Elle nécessite une coordination entre la ville et l'hôpital, ainsi qu'entre soignants et travailleurs sociaux. Cette conception holistique de la santé est également celle de la Santé publique qui vise à maintenir des groupes de personnes ou l'ensemble de la population en bonne santé. La Santé publique mettant en œuvre la prévention primaire dans toutes ses dimensions, de l'alimentation à la vaccination en passant par l'environnement, le logement, le travail, l'école, la protection maternelle et infantile, dépasse largement le champ du ministère de la santé et elle vise à réduire les inégalités sociales de santé. Or cette pandémie du coronavirus et ses formes graves sont une triple épidémie : épidémie infectieuse, épidémie d'obésité et de diabète, épidémie de pauvreté. C'est un grand paradoxe que la Seine-Saint-Denis soit à la fois le département le plus jeune de France et le département ayant la mortalité due au Covid la plus élevée. Les inégalités sociales de santé ne sont pas que des inégalités financières, ce sont aussi des inégalités territoriales d'accès aux soins et des inégalités socioculturelles.

Dans son livre Didier Ménard nous montre le rôle majeur en médecine de la confiance qui naît du sentiment d'appartenance: c'est mon médecin, mon infirmier, ma maison médicale ou mon centre de santé. D'où l'importance de la pratique d'une médecine communautaire si on veut que chaque membre de la communauté puisse bénéficier des progrès de la médecine scientifique universelle. Encore faut-il que cette universalité se matérialise en un bien commun échappant aux lois du marché et du profit. Cela suppose que des médicaments vitaux comme les vaccins soient accessibles à toutes et à tous, dans tous les pays, ce qui suppose, entre autres mesures, la levée des brevets.

La 5e vague et l'annonce d'une 6e doivent nous convaincre qu'il ne faut pas que le jour d'après ressemble au jour d'avant. Il ne saurait s'agir d'une envolée oratoire à l'occasion d'un grand discours ou d'une simple promesse électorale. Nous avons besoin d'un vrai Ségur pour refonder notre système de santé autour des principes suivants: la gratuité d'un panier solidaire de prévention et de soins grâce à l'intégration des mutuelles dans la sécurité sociale (« la Grande Sécu »), le travail en équipes pluriprofessionnelles réparties sur le territoire, la fin du paiement à l'acte et de la tarification à l'activité (T2A) pour le suivi des patients atteints de maladies chroniques et pour les missions de santé publique, le développement massif du nombre d'infirmières de pratique avancée notamment pour le suivi et l'éducation des patients et pour la coordination des soignants, la coordination structurelle entre la ville et l'hôpital autour de projets territoriaux de santé partagés, la soumission des industries de la santé aux intérêts supérieurs de la santé publique, la mise en place d'une politique pour améliorer de façon continue la pertinence et la qualité des soins, le développement de la prévention grâce à une politique de santé environnementale et à l'éducation à la santé.

Il faut, comme le propose Didier Ménard, construire avec les professionnels qui le souhaitent un service public de la médecine de proximité, ce qui permettra à l'hôpital public de jouer son rôle, ni celui de médecin traitant par défaut ni celui d'une entreprise commerciale « rationnée », mais celui du recours. Pour soigner l'hôpital, il faut traiter la ville. Merci à Didier Ménard de montrer ici non seulement que c'est possible et nécessaire mais que c'est un projet enthousiasmant pour les jeunes qui chaque année, par centaines de milliers, expriment leur souhait d'entreprendre des études de médecine ou de soins infirmiers. Et merci encore à lui de reposer, à travers son histoire personnelle, la question des critères de sélection des futurs soignants.

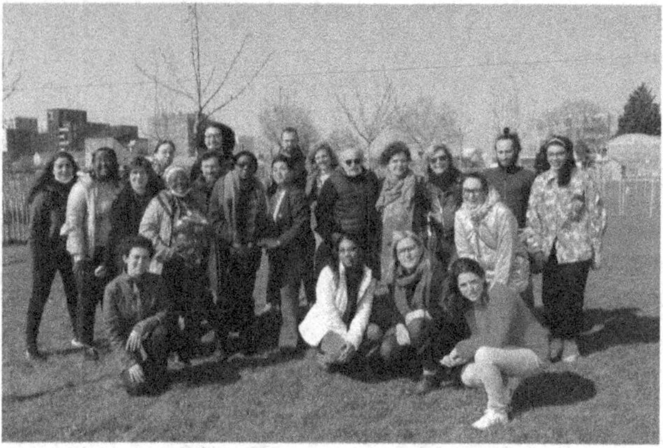

Didier Ménard et l'équipe ACSBE – Crédits photo : ACSBE

Merci à l'Équipe de l'ACSBE[1]

Ce fut formidable lorsque, le vendredi 13 mars 2020, nous étions toutes et tous réunis pour nous préparer à affronter l'épidémie, un moment extraordinaire où ont surgi l'envie, le besoin, la certitude de faire ensemble. J'ai perçu au plus profond de moi la puissance de l'action collective, la conviction que nous étions prêts à faire face, parce que tout ce que nous avions construit depuis 28 ans dans notre santé communautaire, c'était justement pour soigner ensemble. Cette émotion qui mélange la peur, la solidarité, l'amitié, et la tendresse du faire ensemble restera pour moi comme un aboutissement. Nous avions fait les bons choix avec les bonnes personnes. Nous allions être à la hauteur dans l'épreuve. Ce fut le cas.

La photo de l'équipe est une image de bien belles personnes, ma fierté et gratitude est immense pour le travail réalisé.

---

1. Association communautaire santé bien-être.

Introduction

Depuis trente ans, le système de santé français est confronté à une succession de crises sanitaires et sociales. La distribution des soins en ville[1] comme à l'hôpital fait l'objet d'inquiétudes (parfois aussi d'applaudissements pour les personnels soignants). À chaque crise un certain nombre de professionnels minoritaires innovent, mais ils restent pourtant marginalisés dans le système de soins de la médecine de ville, qui pourtant est la porte d'entrée dans le système de soins. Celle-ci commence par se méfier de ces innovations qui bouleversent ses fondamentaux, puis elle les accepte en partie, à condition qu'elles restent à la périphérie du système de soins sur lequel elle impose son idéologie. Il en résulte que les nouvelles pratiques de soins, les nouvelles organisations entre professionnels, les avancées de la démocratie sanitaire sont étouffées sous la doxa de l'exercice solitaire de la médecine en ville.

Au cœur de la crise sanitaire actuelle : les syndicats corporatistes, dont l'essentiel des revendications concerne la défense des intérêts des soignants,

1. « En ville » désigne la médecine en cabinet individuel ou collectif par opposition à l'hôpital. Elle se situe en ville comme à la campagne.

et très peu la responsabilité de mieux répondre aux besoins de santé de la population. Ils sont capables de négocier avec l'assurance maladie le prix de la visite à domicile, au lieu d'engager la médecine libérale dans le chantier de la santé publique. Ils parlent de leur argent, alors que, par notre engagement face à l'épidémie, nous démontrons que le temps de la refondation est venu.

L'avenir de la médecine libérale et des soins en ville se joue aujourd'hui. Soit nous restons dans un système de distribution des soins recroquevillé sur la défense de ses acquis, soit nous engageons réellement la refondation de l'offre de soins en ville pour aller vers un système de santé qui réponde aux besoins de santé de la population. Il est de la responsabilité des soignants engagés depuis trois décennies dans la transformation de leurs pratiques d'assumer leur démarche en défendant mieux leurs nouvelles organisations de l'offre de soins en ville. Ils seront alors mieux entendus et soutenus par la population qui a fait le choix de se faire soigner par les équipes des maisons de santé pluriprofessionnelles (MSP) et centres de santé (CDS). Le modèle conventionnel qui régit les relations entre la médecine de ville et le financeur Assurance maladie n'est plus en capacité de construire les soins de ville de l'avenir.

Cette transformation de l'existant dominé par le modèle de la médecine biotechnologique doit se transformer en un système de santé tel que le définit l'Organisation mondiale de la santé dans le cadre de la déclaration d'Alma Ata signée par la France en 1978, qui définit la santé comme la recherche d'une harmonie médico-psycho-sociale ne se réduisant pas à l'absence de maladies. Cette signature oblige l'État à prendre lui aussi ses responsabilités.

Depuis trente ans, les politiques publiques de santé soutiennent les innovations en santé comme la corde soutient le pendu. Elles sont capables d'adapter la loi pour rendre possibles les transformations. Elles sont capables de s'approprier les innovations comme support de leurs politiques de soins, mais elles refusent d'affronter les représentants de la médecine libérale pour définir un nouveau système de santé. À chaque crise sanitaire j'ai cru qu'enfin l'État assumerait sa responsabilité… j'ai toujours été déçu.

Alors que les vagues et les rebondissements multiples du Covid-19 mobilisent et épuisent partout en France les professionnels du soin, il serait inadmissible de se contenter des propositions du Ségur de la Santé[1] comme avenir de la médecine de ville et de la médecine de l'hôpital. La nécessaire revalorisation a minima des salaires ne saurait masquer l'inconséquence qui consisterait à ne pas se saisir du Ségur de la Santé pour refonder les soins de ville et à l'hôpital, ce que se garde bien de faire le ministère de la Santé. Pourtant la crise sanitaire l'impose. Nous, les professionnels de la santé, avons le devoir de proposer au pays, dans une démarche commune, une refondation du système de santé qui concerne

---

1. Ségur de la Santé: consultation des acteurs du système de soin français qui s'est déroulée du 25 mai au 10 juillet 2020. Des augmentations de salaires des personnels hospitaliers ont été décidées par le gouvernement.

autant la médecine de Ville que l'Hôpital, qu'il soit public ou privé.

D'où je parle et quelle légitimité ai-je pour oser faire des propositions supports de la refondation ?

Je suis avec d'autres un de ces *transformateurs* qui, dans l'exercice quotidien de la médecine générale, ont construit des solutions, des alternatives, pour tout simplement mieux accompagner les personnes malades sur leurs chemins de vie.

Certes, dans un parcours de vie atypique, dans un lieu de soins et de santé d'un quartier populaire, avec la médecine sociale dans le cadre de la santé participative ou communautaire, nous avons au sein d'une équipe soignante fait face à toutes les crises sociales et sanitaires qui se sont abattues sur la cité du Franc-Moisin à Saint-Denis dans le 93.

Ces alternatives, nous ne voulons pas qu'elles restent « ghettoïsées », comme une médecine pour les « pauvres » dans un quartier d'exclusion sociale. Nous voulons en faire profiter les « riches ». Il nous semble important pour le débat public et pour anticiper d'autres épidémies ou crises sanitaires, de présenter à la population notre expérience, nos réussites, nos échecs, nos doutes et nos certitudes. Cela serait irresponsable de rester cantonnés à la marge, sous prétexte que le système de soins dominant ne veut pas de cette contribution au mieux-être des Français.

Le système de distribution des soins en ambulatoire peine depuis 30 ans à répondre aux besoins de santé de la population. Le temps est venu de conduire la refondation du système de santé en ville. Les propositions des sept transformations qui sont développées dans cet ouvrage doivent produire ce changement. Ce ne sont pas des slogans, mais de véritables leviers de transformation. Chacune de ces propositions en induit beaucoup d'autres. La plupart sont déjà mises en œuvre, mais, cantonnées à la marge du système de santé, elles sont ignorées : il est temps de les rendre plus visibles. Dans cette période où nous sommes soumis à l'injonction scientiste et surtout politique, cette nécessaire visibilité ne pourra advenir que par un **débat démocratique.** La communication infantilisante du gouvernement est une insulte pour une population qui tente de concilier la difficile vie du quotidien et le bon choix pour sa santé. Il faut absolument que le débat sur l'avenir du système de santé se nourrisse de nos réalisations.

Les soignants ont la responsabilité d'accompagner les personnes, de les aider à prendre la parole pour débattre, pour comprendre, pour nous apporter les savoirs profanes dont nous avons tant besoin. Il faut enfin dans notre pays concilier le *care* (prendre soin de la personne) et le *cure* (soigner la maladie).

Le débat public dans la dénonciation de la conduite gouvernementale de la lutte contre l'épidémie du Covid est largement entamé. Je partage de nombreuses critiques de ce qui a été fait, notamment le constat affligeant d'une santé publique française trop monolithique. Mon propos est de démontrer à partir des alternatives éprouvées que les sept transformations suivantes sont possibles. Elles me semblent décisives pour une refondation de la médecine en France.

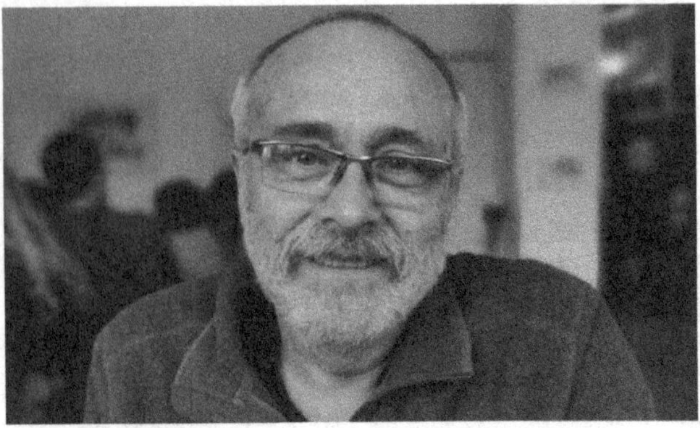

Didier Ménard – Crédits photo : ACSBE, Sandra Reinflet

Transformation 1 Nous soignons avec les personnes malades.

Transformation 2 L'organisation de l'offre de santé en ville ne peut être que collective.

Transformation 3 Le modèle économique de l'offre de santé en ville s'adapte aux besoins.

Transformation 4 La santé participative.

Transformation 5 D'un système de distribution de soins à un système de santé.

Transformation 6 Inventer de nouvelles pratiques de soins et de prévention.

Transformation 7 Diminuer les inégalités territoriales de santé.

Dans cet ouvrage, je raconte ce parcours professionnel et d'engagement pour une médecine adaptée aux besoins de la population. Chacune des propositions de transformation que je peux faire aujourd'hui vise à la refondation de la médecine libérale pour qu'elle devienne plus solidaire. Elle s'est façonnée dans l'exercice du quotidien de la médecine générale. Ma bibliographie, ce sont les 200 000 consultations réalisées, ce sont les centaines de réunions avec l'équipe soignante, c'est la fierté de nos réalisations que vous pourrez découvrir à la lecture de ces quelques pages.

Aux racines de mon engagement

Je travaille à promouvoir une médecine sociale qui accompagne au cours de leur vie des personnes malades : cette médecine atypique au regard du modèle dominant. De manière analogue, ma vie professionnelle depuis ma formation s'est développée en un parcours de vie atypique dans le monde de la médecine de ville.

Je viens d'une famille ouvrière, j'ai grandi dans une de ces cités de banlieue, celles dont on parle comme lieux perdus de la république.

Cet héritage populaire, je ne l'ai jamais abandonné, j'en ai fait une force pour conduire un projet de vie au service des habitants d'un quartier populaire. Pour réussir à devenir médecin il m'a fallu, comme tout un chacun, passer des obstacles. Les miens furent nombreux, et chaque passage a forgé une expérience de vie qui au total a deux caractéristiques : je suis toujours en expérimentation, et je suis toujours en colère contre l'injustice sociale.

Un démarrage laborieux

Je suis un grand dyslexique, et comme pour tous les enfants de mon époque atteints de ce handicap, ma scolarité fut laborieuse. Pendant les années 1950, ce trouble était méconnu des enseignants. L'apprentissage de la grammaire obéissait à une pédagogie punitive. Plus je faisais de fautes, plus j'avais de punitions, plus je recevais de coups de règle en fer sur les doigts, autant de coups que de fautes : j'avais mal aux doigts.

Une maîtresse experte dans l'art d'humilier les enfants m'accrochait ma dictée autour du cou et dans d'autres classes, perché sur l'estrade, on lisait ma dictée. Je repérais celui qui rigolait le plus fort et je lui « bourrais » la tête à la récréation suivante. J'étais ignare et caractériel, deux spécificités censées te fermer à jamais la porte des études. Enfant j'avais découvert l'humiliation, adulte j'ai appris à la combattre, médecin je sais réparer ses stigmates.

Ballotté entre différentes circonstances de vie, confronté à des choix plus ou moins assumés, j'ai eu la chance de rencontrer des personnes qui m'ont aidé à trouver des issues qui, bon an mal an, m'ont conduit à la cité du Franc-Moisin pour y exercer la médecine générale.

Ce fut d'abord en 1960 un orthodontiste en charge de rééduquer mon anomalie de la mâchoire, qui eut la bonne idée de mettre dans sa salle d'attente une revue qui expliquait la dyslexie. À la lecture de l'article, ma mère cessa de me faire faire « des lignes ». Elle exposa mon cas à la toute jeune discipline de l'orthophonie qui prit en charge ma rééducation dans un cadre scolaire adapté. Je fus remis dans le parcours scolaire et non sans difficulté atteignis le baccalauréat pour le réussir de justesse grâce à un exposé sur Camus. Nous étions en 1969, le dialogue philosophico-politique était omniprésent au lycée, je découvrais la philosophie et l'action politique, avec une première confrontation aux inégalités entre les classes sociales.

C'est aussi l'âge où dans ma cité il fallut faire des choix : dériver vers la délinquance, voire la case prison, ou sortir de cette emprise pour me confronter au monde. Je choisis de découvrir la mer en m'embarquant sur un bateau de pêche hauturier pour six mois de pêche au large des côtes d'Afrique. Je fis là un excellent stage de formation sur la solidarité dans le travail. Sur un bateau de pêche ton travail dépend toujours de celui d'un autre. J'ai découvert le monde du travail, la fraternité, ses joies et ses colères.

À mon retour c'est la libraire de ma cité qui entreprit de me faire faire des études. Pour moi le Bac était la fin d'un apprentissage, pour elle c'était le début des études supérieures. Elle réussit à convaincre mon père de profiter de mon éloignement dans les mers du Sud pour m'inscrire à la faculté. Comme mon Bac était dit biologique, et que la devise de mon père était « qui peut le plus peut le moins », il choisit ce qui était le plus difficile, les études de médecine.

Une intégration difficile à la faculté de médecine

Je n'étais pas convaincu, mais après cette expérience maritime, pourquoi pas ? Si j'avais pu trouver rapidement ma place sur le bateau, ce ne fut pas le cas à la faculté de médecine. Ce fut un choc, aucun code de vie ne correspondait. Nous nous regardions comme des étrangers et j'ai vite compris que cela allait me demander des efforts considérables. Un enseignant me signifia en public que je devais accepter sa pédagogie ou m'en aller. Je refis mon sac, cette fois direction l'Afrique par voie de terre.

À cette époque, l'Afrique était accessible en autostop. Après la traversée du Sahara, la découverte des peuples d'Afrique en partageant leur hospitalité fut là encore un des plus beaux apprentissages. Je comprendrais mieux dix ans plus tard le langage de mes patients africains. Souvent la consultation me renvoya au souvenir des pays soninké et bambara.

La libraire de ma cité était du genre opiniâtre. La première tentative ayant échoué, elle profita de l'entrée dans la même faculté de médecine de sa nièce pour me confier à ses bons soins dans le cadre d'un groupe de travail. Je repiquais en médecine mais, cette fois encadré par mes collègues, je pus fournir le plus gros temps de travail de mon existence. Ce fut terrible, mais au bout il y eut la réussite du passage en deuxième année. Dans la foulée je continuais en deuxième puis troisième année. Pendant ces années je découvris l'action politique. J'associais l'apprentissage du corps humain à l'apprentissage de la politique : comprendre les enjeux d'une politique publique, analyser un discours politique, savoir préparer un plaidoyer, défendre une conviction... tout compte fait, aujourd'hui, je crois que cet apprentissage de la politique m'aide plus à conduire mon projet de santé associatif que de connaître les éléments de la biochimie.

J'ai découvert pendant ces années la cité du Franc-Moisin. À l'époque c'était un immense bidonville. J'y allais avec un groupe maoïste faire de l'éducation sanitaire sur les méfaits de l'humidité, avec un discours idéologique des plus abscons. J'ai surtout découvert des gens adorables, connaissant mieux la lutte des classes que nous, qui venaient pour la plupart de pays où la lutte politique était bien plus féroce que chez nous. J'ai découvert le porto et les sardines grillées et surtout mes futurs patients, puisqu'ils seront relogés dans la cité qui viendra remplacer le bidonville. Après l'Afrique, le bidonville, je préparais mes consultations de médecine générale.

La troisième année de médecine fut celle de la rupture. L'arrivée à l'hôpital comme externe fut une révélation. Ce qui me plaisait c'était le rapport humain. Faire la connaissance, dans des circonstances difficiles, de la personne malade. J'aimais m'asseoir au bord du lit et échanger sur le parcours de vie et sur ce que la maladie venait ébranler dans la vie de cette personne. Seulement, on ne me demandait pas de connaître la singularité de la personne mais sa tension artérielle et autres données cliniques que je m'obstinais à inclure dans la personnalité du malade. Mon dossier médical était dans ma conception centré sur l'histoire de la personne et non pas sur la maladie et je fus souvent réprimandé pour cela, jusqu'au jour où le chef de service m'humilia devant l'équipe : je lui répondis d'aller se faire f... et j'abandonnai les études de médecine.

Pendant les années suivantes ce fut l'engagement politique à 100 %, une vie exaltante, romantique, un engagement total pour la cause auprès des ouvrières et ouvriers de Lip à Besançon[1], avec une belle fraternité. Cependant l'armée ne m'avait pas oublié, et, constatant que je n'étais plus étudiant, m'invita au service militaire. J'avais eu l'imprudence d'afficher publiquement des propos antimilitaristes de soutien aux comités de soldats qui se développaient dans les casernes. Dès mon arrivée on m'informa que j'étais surveillé et qu'au moindre écart la répression serait sévère. Ce fut le cas : un tract distribué sans même que j'en sois à l'origine et me voilà en régiment disciplinaire. Autre lieu de formation pour acquérir une maturité qui renforce l'aptitude à faire face aux difficultés de la vie.

Après l'armée que faire ? Pour moi trouver du travail. Je retourne dans ma cité. Au pied de l'immeuble, la mère d'un ami m'interroge sur mon avenir : « je cherche du travail » – « tu ne fais plus d'études de médecine ? » – « non, ce n'est pas fait pour moi »... cette femme mi dépitée mi en colère me dit : « alors nous n'aurons jamais de médecin qui

1. Usine horlogère occupée en auto-gestion par les salariés de 1973 à 1976

nous comprenne dans nos cités ! ». Ce fut comme une claque. Je pris brutalement conscience que j'avais une responsabilité vis-à-vis des habitants de ma cité et des autres cités. Cette question-affirmation remplissait un vide qui devenait sens : être médecin généraliste dans un quartier populaire.

Le lendemain je me réinscrivais à la faculté de médecine. Pour trouver enfin ma place dans ce milieu que je ressentais comme hostile à mon égard, je bénéficiais de l'aide précieuse de médecins qui crurent en moi : le docteur Larger qui m'accorda une heure par jour de cours de rattrapage, le professeur Robert Zittoun qui me confirma que ma manière de penser la médecine se justifiait, et tous ceux qui comprirent le sens de mon engagement dans la médecine.

Démarrer au Franc-Moisin

La chance me sourit quand une petite annonce au syndicat de la médecine générale « cherchait médecin généraliste pour association » dans un cabinet de médecine générale à la cité du Franc-Moisin à Saint-Denis. Je me présentai et le 5 octobre 1980 je débutai ma première consultation.

Si j'ai pris le temps de décrire ce parcours, c'est qu'il donne les clés de compréhension de mes engagements professionnels et de mon engagement dans la médecine sociale, dans le cadre de la santé participative pour laquelle je me bats.

Cela ne veut pas dire que pour être médecin dans une cité de banlieue il faut en être issu. Je connais

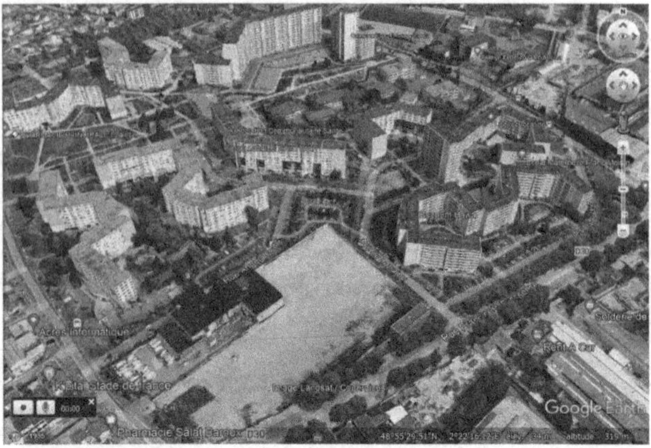

Le Franc-Moisin l'un des quartiers de Saint-Denis
Crédit Google Earth

des confrères et consœurs qui pratiquent la médecine sociale avec le même dévouement que moi sans être nés dans un quartier populaire. Au-delà de la pratique de la médecine sociale, mon engagement constant cherche, face à toutes les crises que nous allons traverser, des solutions qui finalement dessinent une alternative crédible à la crise du système de santé en France. Je puise ma force et ma conviction dans ce parcours de formation à la médecine et surtout à la vie. La recherche opiniâtre pour valoriser la relation humaine et en assumer la responsabilité dans le quotidien de l'action de soin auprès des habitants de ma cité prend sens dans ce qui s'est dit un jour au pied d'un immeuble. Il ne s'agit donc pas d'un parcours construit au « fil de l'eau », mais d'une expérimentation nourrissant une vocation qui a débuté peut-être dans une salle de classe ou sur un bateau, je laisse la lectrice ou le lecteur choisir.

Confrontation avec l'Ordre des médecins

Un contrat d'association entre médecins doit être validé par l'Ordre des médecins ; toutefois, s'il n'est pas validé, cela n'empêche pas d'exercer, puisque c'est l'État qui donne ce droit. L'Assurance maladie solvabilise les patients en remboursant le prix de la consultation qui nous oblige à l'adhésion à la convention médicale.

Notre contrat au sein du cabinet médical bâtiment 13 escalier 7, stipulait que nous faisions « masse commune ». C'était une rupture radicale avec le modèle libéral à exercice solitaire puisque nous mettions en commun nos honoraires, et nous nous rémunérions à la même hauteur, sans comptabiliser le nombre de consultations effectuées. Seule condition, travailler le même nombre d'heures. Les investissements étaient partagés dans l'intérêt du cabinet. Les dossiers médicaux étaient communs. Le patient choisissait son médecin, mais il savait que nous partagions l'information le concernant, que nos décisions étaient communes. Si l'un n'était pas là, l'autre pouvait le remplacer. Cette modalité rassurante a bien fonctionné pendant 33 ans.

Nos fondamentaux d'association n'ont pas plu à notre conseiller ordinal, qui s'employa à nous démontrer que nous faisions fausse route en ne respectant pas la responsabilité individuelle que nous devions à la personne malade. La masse commune était pour lui un début de socialisation insupportable. Et encore, nous ne lui avons pas parlé du comité d'usagers que nous avions l'intention de créer ! Quant à l'adhésion à la santé participative (ou communautaire), comme les Québécois définissaient leur nouvelle médecine en 1980, il était préférable de ne pas l'évoquer, le choc culturel eût été trop grand d'oser dire que les personnes malades avaient à donner leur avis sur la pratique médicale. La non-validation de notre association par l'Ordre des médecins nous conforta dans le choix de faire la « grève » de la cotisation ordinale obligatoire.

Pendant toute notre vie professionnelle, nous nous confronterons avec le système de distribution des soins en ville sous le modèle libéral. Ce conservatisme libéral s'est toujours opposé aux innovations de l'organisation collective de la pratique pluriprofessionnelle.

Sept transformations du système de santé

L'acte médical est une rencontre entre un soignant et une personne malade, il définit un colloque singulier. Il s'exerce seul mais se pratique en équipe. De l'expérience décrite dans ce livre émergent des propositions de transformation du système de soins pour construire enfin un véritable système de santé. Ces propositions appartiennent à une équipe, celle avec laquelle j'ai pratiqué la médecine générale pendant 33 ans à la cité du Franc-Moisin. Il est banal de dire que cette équipe est formidable, c'est tellement vrai.

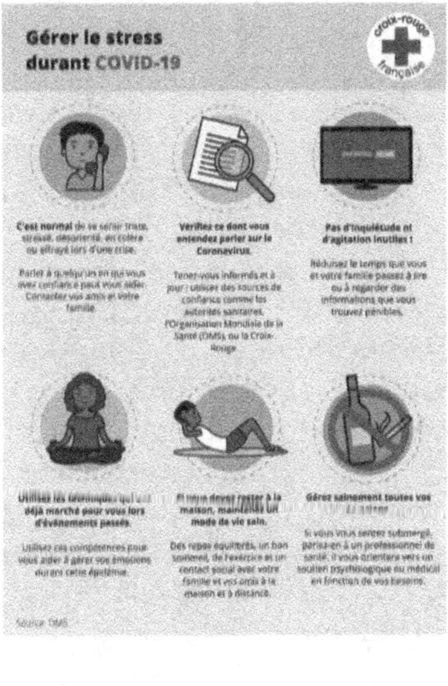
Gérer le stress
durant COVID-19
croix-rouge
française
Vérifiez ce dont vous entendez parler sur le Coronavirus.
Pas d'inquiétude ni d'agitation inutiles !

Le Covid 19 : révélateur de la crise de la médecine

TRANSFORMATION 1

Nous soignons avec les personnes malades, c'est-à-dire que nous ne soignons pas des maladies ou des patients, mais nous soignons avec les personnes mêmes : en finir avec l'infantilisation du patient

Si aujourd'hui on peut légitimement s'interroger sur la pertinence du système de l'offre de soins en ville dans le cadre de l'organisation de la médecine libérale, il faut surtout s'interroger sur l'influence de ce système sur la pratique du soin et en premier lieu sur la relation médecin / malade. Encore trop souvent la personne malade se voit réduite à sa maladie, perdant ainsi sa capacité de participer à la décision médicale la concernant.

La référence fondamentale à l'exercice solitaire, à la responsabilité individuelle, à la représentation d'une hiérarchie médicale, conduit à poser la question : pour faire quelle médecine ? Tout pousse aujourd'hui à ce que l'acte de soigner se cantonne à soigner la maladie en ne tenant pas expressément compte de la singularité de la personne qui est atteinte par cette maladie. Les progrès technologiques donnent accès à de formidables moyens de diagnostic, à des thérapeutiques efficaces, et répondent à la demande des personnes qui cherchent avant tout à être rassurées de ne pas être atteintes d'une maladie grave et désirent guérir rapidement des maladies bénignes.

L'exercice solitaire permet très difficilement de chercher la signification profonde des symptômes, l'impact fonctionnel sur le corps et sur la psychologie de la personne. La prescription médicamenteuse sanctionne la consultation médicale et il est rare que le médecin s'intéresse à la faisabilité de cette thérapeutique qui reste pour lui de la seule responsabilité du patient.

Le paiement à l'acte vient amplifier cette approche de la maladie au détriment de la personne malade. Plus tu vas vite, plus tu fais de consultations et plus tu gagnes de l'argent. Prendre le temps de rechercher la signification des symptômes, c'est perdre de l'argent. On comprend qu'il est plus facile de prescrire des examens complémentaires pour rassurer le patient, pour se couvrir en montrant que l'on a fait le nécessaire. Prendre le temps de chercher pendant de longues minutes, par un entretien de confiance, où se trouve l'origine de la souffrance, est pénalisant sur le plan économique.

La surmédicalisation des pathologies fonctionnelles, la prescription excessive de médicaments, la déception de ne pas être entendu, souvent perçue chez le patient, proviennent de cette manière de conduire l'exercice de la médecine, qui reste pourtant le modèle dominant, tant dans la formation initiale que dans le modèle économique du paiement à l'acte qui la favorise, pour ne pas « écrire qui l'exige ». C'est la défense de ce modèle qui mobilise sans cesse les syndicats médicaux dits représentatifs, abandonnant de fait la défense du sens de l'acte de soigner.

Certes, tous les médecins ne sont pas des inconditionnels de cette médecine « désincarnée » : la plupart oscillent entre cette pratique d'ingénieur du corps, et celle d'un accompagnement de la personne, entre technologie et humanisme. Il n'y a pas de manichéisme entre d'un côté les soignants humanistes et de l'autre les soignants dépourvus d'humanité, tous pensent être habités par un humanisme. Quand on entend les plaintes des personnes malades, il est cependant aisé d'apprendre que ce souci du relationnel qui permet de soigner, pas pour, mais avec le malade, reste minoritaire.

J'ai fait en 1980 deux choix indissociables, être médecin généraliste et exercer en quartier populaire. Les deux se nourrissent mutuellement. Ces choix sont contraignants, ils imposent d'adopter une pratique de la médecine qui réponde au mieux aux besoins de soins et de santé des personnes qui sollicitent notre aide. En réalité il n'y a pas beaucoup d'alternatives. Notre pratique fut celle de la médecine sociale.

Cette médecine entre dans le champ de la médecine holistique qui place la personne dans sa singularité, au cœur de la finalité de délivrer des soins. Il va donc s'agir d'accompagner la patiente ou le patient sur un parcours de soins et de santé dans un itinéraire de vie.

Deux conditions s'imposent. La temporalité doit être suffisamment longue pour construire la confiance réciproque qui s'enracine au cours du temps, et l'itinéraire de vie est celui de la réalité médico-psychosociale et culturelle de la personne. Dans un quartier populaire de Seine-Saint-Denis où la question sociale est envahissante dans le soin, on ne peut pas réduire sa pratique au seul soin dicté par la maladie. C'est la personne qui porte la maladie qui est essentielle et non pas l'organe malade qui est cause de la maladie.

Une prescription hors norme

Quand une fin de journée d'un 24 décembre je reçois une dame âgée vivant dans la solitude, je lis dans son regard la tristesse qui est la sienne. Se contenter de refaire son ordonnance manque d'humanité. Alors je lui demande « qu'est-ce qui vous ferait plaisir ? » ; son regard se met à pétiller un instant pour me dire qu'elle n'a jamais mangé de saumon fumé et qu'elle en rêve, mais sa petite pension ne saurait le permettre. Devant mon ordonnance, j'ai comme une envie fulgurante de prescrire du bonheur. J'écris « deux tranches de saumon à déguster le soir du réveillon de Noël ».

Le pharmacien me téléphone et rouspète parce que je n'ai pas précisé si c'était du saumon d'Écosse ou de Norvège et pendant que nous discutons de la provenance du saumon son assistante va acheter ledit saumon qui sera délivré dans le cadre de ma prescription.

Jusqu'à sa mort cette dame me dira que le pharmacien et moi sommes des véritables coquins. Peut-être avait-elle raison : nous étions complices pour prescrire et délivrer du bonheur, c'est cela la médecine sociale.

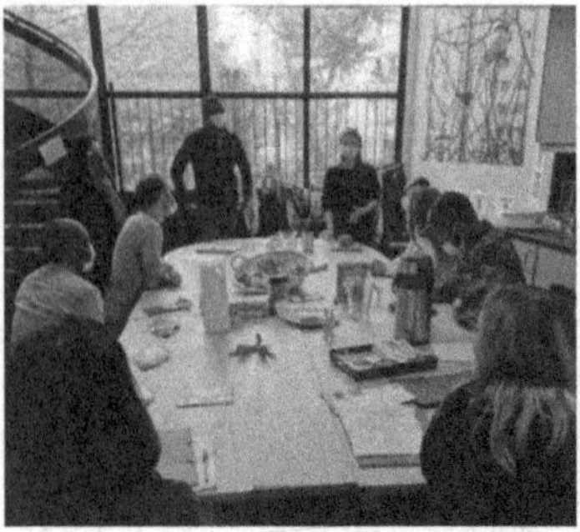

Réunion de l'équipe pluriprofessionnelle
Crédits photo : ACSBE, Sandra Reinflet

Ce concept de médecine sociale s'oppose à la médecine centrée sur l'organe, qui est favorisée par la biotechnologie, et à la dichotomie entre le médecin généraliste qui gère la pathologie bénigne et le médecin spécialiste de tel ou tel organe. Cette conception dominante de la médecine est remise en cause par le développement des maladies chroniques où le comportement de la personne malade devient un facteur d'aggravation ou de guérison. La personne redevient le sujet du soin.

La pratique de la médecine sociale se réalise en équipe coordonnée pour répondre à la demande d'une personne malade. Il faut garantir la faisabilité de la thérapeutique, et pour y parvenir il est nécessaire de mobiliser les compétences et les savoir-faire des professionnels des champs médico-sociaux. C'est en résumé l'action de santé que nous avons construite à partir de notre cabinet médical dès les années 80.

Identifier le parcours de la personne malade

Le parcours de soin va consister à coordonner l'action des soignants, en ville et à l'hôpital, le parcours de santé va coordonner les actions de prévention, d'éducation, pour aider le patient à comprendre en quoi les comportements individuels et collectifs, l'influence de l'environnement, vont impacter sa santé. L'itinéraire de vie, c'est la relation qui va s'établir entre le soignant et la personne, pour traverser les épreuves de la vie.

Souvent, surtout quand la personne est en situation précaire, ces parcours sont faits d'obstacles difficiles à franchir, notamment ceux de l'obtention des droits sociaux. Le paradoxe est connu, plus la personne est en mauvaise santé et précaire, plus son parcours sera compliqué. Pour être bien soigné, il faut être déjà en bonne santé et maîtriser les codes qui, par définition, ne sont pas d'accès facile quand on est dans la grande vulnérabilité. La gravité de l'épidémie du Covid 19 dans le département de la Seine-Saint-Denis le démontre aisément. L'utilisation de l'ordinateur, ne serait-ce que pour prendre rendez-vous pour la vaccination, exige un minimum de savoir-faire en informatique, il faut donc accompagner ceux qui ne l'ont pas acquis.

Pour que cette transformation de la pratique du soin avec la personne malade porte la refondation du système de soins devenu système de santé, il faut adopter une série de changements.

Transformation 1.
Soigner avec : *Les changements clés*

– Repenser l'enseignement de la médecine pour que la porte d'entrée dans la connaissance ne soit pas centrée sur la maladie mais sur les transformations que celle-ci provoque chez la personne malade, comme cela peut se faire à l'université de Sherbrooke au Québec dans une autre optique[1].

– Développer les expériences des enseignants-patients comme à l'Université Paris 13 et des patients traceurs comme définis par la Haute Autorité de Santé (HAS).

– Sortir du paiement à l'acte pour donner du temps aux soins (cf. plus loin).

– Développer la médecine de parcours en redonnant aux soignants la responsabilité de la coordination des actions de soins. Cette coordination est un temps de travail qui nécessite des compétences, c'est donc un temps rémunéré.

– Faciliter l'accès aux soins en généralisant la dispense d'avance du prix de la consultation en médecine de ville. Cela existe avec la Protection Universelle Maladie (PUMA), il faut l'étendre à tous et arrêter de croire que l'échange d'argent avec le soignant a une vertu thérapeutique et de responsabilité.

1. Nous avons visité avec l'équipe de l'ACSBE en 1996 l'université de Sherbrooke qui souligne l'importance de l'expression des symptômes plus encore que leur description organique.

Transformation 2

L'organisation de l'offre de santé en ville ne peut être que collective c'est-à-dire en équipe soignante pluriprofessionnelle : en finir avec l'exercice solitaire exclusif

Il existe aujourd'hui en France plus de 2018 Maisons de santé pluriprofessionnelles libérales (MSP) en activité et plusieurs centaines de projets. Les Centres de santé (CDS) où les soignantes et soignants salariés sont plus de 450. Ces structures d'exercice collectif ont été choisies par plus de 6 millions de personnes pour se faire soigner et pour s'occuper de leur santé.

Ce mouvement des MSP a débuté en 2008 quand quelques pionniers de l'exercice collectif ont décidé de se regrouper pour mieux soigner les personnes porteuses de maladies chroniques par une réelle coordination des soins. Il fallait aussi mieux concilier vie professionnelle et vie personnelle, pour offrir aux jeunes soignants un cadre d'exercice plus adapté à l'organisation de leur vie familiale et donc lutter contre la pénurie de soignants. Depuis cette date, le nombre de MSP ne cesse d'augmenter, démontrant que cette nouvelle organisation répond à un besoin. Certes, les structures d'exercice collectif ne sont pas encore majoritaires, mais c'est la seule nouvelle organisation de l'offre de soins en ville qui existe dans la proximité de vie des habitants de ce pays. L'objectif est bien sûr que cette forme d'organisation devienne majoritaire et remplace l'exercice solitaire dans les cabinets de soins isolés.

Les MSP et CDS sont les deux structures d'exercice collectif. Ils portent un projet de santé pluriprofessionnel en équipe coordonnée de même nature et de même financement. Les CDS, souvent issus des centres municipaux de santé, ou de structures associatives, diffèrent par le modèle économique. Les professionnels des MSP ont le statut libéral, les professionnels des CDS ont le statut salarial.

Depuis leur création, la politique publique n'a cessé de courir après les structures d'exercice collectif pour adapter la loi aux transformations induites par les MSP et CDS.

Trois avancées nécessaires pour l'exercice collectif de la médecine

- La loi « Hôpital, patients, santé et territoire », abrégée en HPST, de Madame Bachelot en 2009 définissant les MSP et permettant la création de salles d'attente communes entre plusieurs professionnels de santé et la création des dossiers médicaux partagés.
- La loi Fourcade en 2011 installant la création de la société interprofessionnelle de soins ambulatoires pour permettre à des professionnels libéraux de percevoir des subventions publiques pour l'exercice collectif.
- L'accord conventionnel interprofessionnel (ACI) de 2017 qui permet à l'assurance maladie de financer le fonctionnement des structures d'exercice collectif.

Toutes ces adaptations de la loi montrent qu'une politique publique peut accompagner le changement de l'organisation de l'offre de soins et de santé. Mais ce n'est pas toujours simple et de tout repos. En effet, le pouvoir politique est incapable d'assumer politiquement cet accompagnement au changement. Le président de la République fixe l'objectif d'atteindre 2 000 MSP pendant son quinquennat, il annonce la fin de l'exercice solitaire de la médecine, mais quand il faut assumer cette politique, son ministre de la santé préfère cajoler les représentants de la médecine d'hier au lieu de soutenir publiquement la médecine de demain. La peur de « chagriner » le médecin notable de son territoire reste prégnante en pensant que ces professionnels ont encore un pouvoir d'influence, surtout au moment des élections. C'est une pensée obsolète mais encore vivace dans cet entre-soi politique.

Cette nouvelle organisation de l'offre de santé autour d'un projet de santé collectif doit permettre aux professionnels de santé innovants de faire face aux défis de santé qui se dressent devant nous.

Télémédecine : progrès ou fuite technologique en avant ?

Prenons l'exemple de l'un de ces défis, la télémédecine : l'outil informatique au service du soin et de la santé ou le soin et la santé au service de l'outil informatique, là est la question ? Il reste ici et là quelques dinosaures qui utilisent encore la gomme et le crayon pour leurs cartons servant de dossier médical, mais l'immense majorité des soignants utilisent un dossier médical informatisé. C'est un progrès indéniable pour mieux suivre une maladie, un parcours de santé, pour faire le lien avec les autres soignants quand le dossier est partagé, ce qui est le cas dans les MSP et CDS.

Cela étant écrit, l'utilisation est encore balbutiante tant le dossier médical informatisé révèle la nature de la pratique individuelle du soignant et sa conception du partage. Le danger principal est la normalisation des pratiques imposées par le logiciel métier. L'aide au diagnostic et à la prescription poussent le soignant à rester dans ce cadre de pensée médicale et il lui est plus difficile d'en sortir pour intégrer dans le dossier médical la singularité du patient et la complexité de sa situation.

Il en va de même de la télémédecine qui ose un diagnostic et un traitement sans examiner la personne malade avec le risque majeur de l'erreur médicale. Pour moi, tout aussi importante est la déshumanisation de la relation avec le malade que l'outil informatique tend à effacer, comme le travail des infirmières hospitalières qui passent plus de temps à remplir les données informatiques pour mieux facturer le soin qu'à s'occuper du patient.

La télémédecine – qui « s'exerce » soit en cabine informatisée en pharmacie ou cabinet infirmier, soit par l'intermédiaire de sites Internet où le malade peut avoir un diagnostic et une ordonnance instantanés – est-elle une composante du progrès de la qualité du soin, ou un pas de plus dans la marchandisation et « l'ubérisation » de la médecine en ville ?

La seule télémédecine qui me semble pertinente c'est celle du soignant connu du patient qui, dans la poursuite du lien de l'accompagnement, profite de la télémédecine pour résoudre un problème spécifique. Ce que l'on fait depuis des dizaines d'années avec le téléphone !

Le défi est d'intégrer un nouvel outil quel qu'il soit sans éloigner le patient de son humanité. Espérons que « l'espace santé » mis en œuvre par l'assurance maladie pour que chaque Française et Français puisse avoir dans un même lieu informatique l'ensemble de ses données de santé reste un outil pour mieux soigner et non pas pour mieux contrôler ! Nier l'existence de ce danger me semble assez irresponsable. L'engouement pour la technologie pousse à oublier la possible perversité à vouloir faire le bien des autres.

Les maladies chroniques

Il faut s'arrêter un instant sur les transformations induites par le développement des maladies chroniques. Ces maladies – l'obésité, le diabète, les troubles cardiovasculaires, l'hypertension ou le cancer par exemple – ne sont pas autre chose que les maladies aiguës d'avant, rapidement mortelles hier, et devenues chroniques. Elles contraignent au changement des pratiques de soins pour aller vers la médecine de parcours.

Grâce aux progrès prodigieux de la biotechnologie, tant sur la thérapeutique que sur les modalités d'exploration des maladies, ces maladies aiguës d'hier ont changé de nature, s'inscrivant dans la pérennité de la vie des personnes. On meurt beaucoup moins d'infarctus du myocarde car en quelques heures il est possible de déboucher l'artère coronaire obstruée. Il en va de même pour le diabète, les insuffisances en tous genres : respiratoire, cardiaque, hépatique, rénale, neurologique, le sida, les cancers… les progrès de la médecine ont transformé ces maladies en une chronicité, mais avec une redoutable évolution vers la complication qui, elle, est souvent mortelle ou très invalidante.

Le problème n'est pas celui du diagnostic, mais celui du traitement pour ralentir l'évolution vers la complication. Et là, pas de médicament miracle qui bloque l'évolution, c'est un ensemble d'actions d'accompagnement de la personne afin qu'elle s'approprie sa maladie, car sans son aide aucun soignant ne peut réussir sa thérapeutique. Il faut conjuguer les actions sur le comportement, les habitudes de vie, en perdre certaines pour en retrouver d'autres comme la lutte contre la sédentarité. Améliorer son alimentation, adapter sa psychologie à ce bouleversement de vie qui s'organise alors dans la lutte contre la maladie… Tous ces changements conditionnent le ralentissement vers la complication. Les soignants ne sont plus les seuls dans la lutte contre la maladie, le malade devient acteur de sa santé, l'entourage intervient directement, définissant le rôle et la place des aidants, les soignants doivent se concerter, se coordonner, des professionnels d'autres champs (social, culturel…) entrent en jeu. Bref, c'est une mobilisation pluriprofessionnelle large qui se coordonne sous la responsabilité d'un ou d'une référent(e) qui peut être l'une ou l'un de ces professionnel(le)s.

Chacun de ces accompagnements rencontre des situations plus ou moins complexes. Cette complexité s'explique par l'addition d'éléments médicaux, sociaux, culturels, psychologiques, qui se nourrissent mutuellement, demandant alors pour avancer l'association de compétences adaptées à la problématique dominante.

Si l'on prend l'exemple de l'hypertension artérielle, maladie chronique très fréquente, on peut stabiliser cette tension artérielle avec des médicaments efficaces, mais pour éviter la poussée fatale qui risque l'accident vasculaire cérébral lui-même potentiellement mortel ou avec des séquelles très handicapantes et très onéreuses pour la collectivité, il faut agir sur des déterminants variés, le poids de la personne, l'alimentation, le sevrage tabagique, la consommation d'alcool, la sédentarité... Tous ces déterminants mobilisent des moyens humains, des compétences qui, en plus, doivent se coordonner pour être efficientes. Cela définit une nouvelle pratique de soins, de santé, c'est-à-dire d'éducation, de promotion de la santé, de soutien collectif.

Cette médecine des maladies chroniques appelée « troisième médecine[1] » impose une *médecine de parcours* coordonnée, une continuité de l'offre de soins, une intrusion de la prévention et de l'éducation dans le soin, une mobilisation des compétences de la personne malade et de son entourage, un besoin essentiel de relation humaine. Elle vient suppléer ce que ne peut pas donner la médecine d'organes avec son hyperspécialisation.

---

1. *Les maladies chroniques vers une troisième médecine*, A. Grimaldi, Y. Caillé, F. Pierru, D. Tabuteau, éditions Odile Jacob, 2017

Respecter la volonté du patient

C'est un patient que je vois rarement. Il est conducteur d'engin dans les travaux publics. Au détour de son infection saisonnière habituelle, je le convaincs de faire une prise de sang parce qu'il me décrit une fatigue inhabituelle qu'il attribue à sa « grippe ». Le résultat est mauvais, un diabète, une insuffisance rénale. Sa maladie chronique lui impose de changer de vie. Nous lui proposons avec l'équipe soignante une reconversion professionnelle, des séances d'éducation thérapeutique, un soutien psychologique. Rien n'y fera. Sa vie est sur les chantiers. Il y mourra brutalement un soir d'hiver. Changer de vie pour vivre avec la maladie n'est pas toujours possible. La mobilisation de l'équipe a été importante, nous avons beaucoup appris de cette histoire de vie, notre accompagnement fut un échec. Le choix intime de la personne malade lui appartient.

Cette médecine signe la fin de l'exercice solitaire de la médecine générale.

Les lieux d'exercice du soin et de la santé en pluriprofessionnalité apportent les compétences, les savoir-faire et les savoir être pour répandre les nouvelles pratiques de soins que réclame cette troisième médecine.

Ce n'est pas un hasard si, face à l'épidémie du Covid 19, les MSP et CDS se sont retrouvés à la « pointe du combat » en créant la majorité des centres Covid en ville. Ils permirent d'accueillir les professionnels à exercice individuel qui, sommés par le gouvernement de fermer leurs lieux de soins (idiotie totale), ont pu rejoindre les MSP et CDS pour continuer à répondre aux besoins de la population.

Dans les MSP et CDS, la pluriprofessionnalité est organisée autour d'un projet de santé construit par l'équipe puis validé par l'agence régionale de santé (ARS)[1] qui vérifie qu'il est en adéquation avec un cahier des charges structurant. Il ne s'agit donc pas d'un simple regroupement d'intérêts pour mutualiser des frais de fonctionnement dans un même lieu comme peuvent l'être les maisons médicales[2], mais bien d'un projet collectif de plusieurs praticiens autour de valeurs communes. Ce partage de valeurs est essentiel, il permet de faire sens pour le projet collectif, et souvent il produit de la satisfaction collective et personnelle, première marche du bonheur.

Le cahier des charges des MSP suppose

- L'utilisation d'un dossier partagé entre les soignants de l'équipe pour coordonner les actions de soins donnés à la personne.
- Des réunions de concertation entre professionnels pour apporter des solutions communes aux situations complexes des personnes malades.
- La mise en œuvre de protocoles de soins et de santé pluriprofessionnels pour répondre collectivement à une problématique de soin ou de santé identifiée.

---

1. L'ARS dépend du ministère et non de la région (créée en 2009 par la loi Bachelot).
2. Ces maisons médicales se distinguent donc des Maisons de Santé Pluriprofessionnelle (MSP)

> • La conduite des actions de promotion de la santé en direction du territoire de proximité.
> • Le tout dans la conduite d'un projet de santé collectif.

L'exercice coordonné en équipe, levier du changement

En MSP, l'équipe de professionnels en exercice coordonné reçoit une subvention de l'assurance maladie pour organiser le travail pluriprofessionnel: coordination, logiciel partagé, indemnisation du temps passé à organiser et réaliser les actions de santé publique, prévention, dépistage, éducation[1]... Ce n'est pas un lieu où des soignants s'enrichissent avec l'argent public. Comme toute innovation qui bouscule un existant et qui remet en cause des pratiques et surtout des pouvoirs, ces innovations sont attaquées en les caricaturant. Rançon du succès de la transformation.

1. Cette subvention est calculée sur la base d'un accord conventionnel entre les syndicats de soignants et l'Assurance maladie (Accord Conventionnel Interprofessionnel)

Transformation 2.
L'organisation en équipe pluriprofessionnelle soignante

– Développer les Maisons de Santé Pluriprofessionnelle et les organiser au niveau régional[1] et national.

– Aller vers un exercice collectif majoritaire.

– Mieux accompagner les personnes malades sur leurs parcours de vie.

– Concilier vie professionnelle et vie personnelle des professionnelles et des professionnels de santé.

Évaluer cette transformation à l'aune du choix des habitantes et habitants de nos territoires.

1. Les Maisons de Santé en Île-de-France sont organisées dans la Fémasif, la fédération régionale à laquelle je participe. La fédération nationale s'appelle « Avec-Santé », Avec signifie avec les équipes coordonnées.

Transformation 3

Le modèle économique de l'offre de santé en ville s'adapte aux besoins, c'est-à-dire aux populations et non plus l'inverse: en finir avec le paiement à l'acte exclusif

Le système de distribution des soins en ville centré sur la maladie est organisé sur un modèle économique où les recettes sont liées pour l'essentiel au paiement à l'acte. Ce paiement à l'acte, l'un des piliers de la médecine libérale, a conditionné un modèle économique pour garantir soi-disant une liberté nécessaire à l'action thérapeutique. Comme je l'ai expliqué au chapitre précédent il est à l'origine d'une médecine de rendement néfaste pour la qualité du soin. Il conduit aussi les professionnels libéraux à considérer que tout investissement financier, même pour améliorer le cadre de l'exercice professionnel, est une perte financière. Malgré un niveau de vie actuel situé dans le haut des revenus des Français, le syndicalisme corporatiste continue de penser que la reconnaissance du mérite du soignant passe par la valorisation de l'acte. L'objet de la négociation conventionnelle tous les cinq ans avec l'assurance maladie est essentiellement occupé par la valorisation du prix de la consultation ou de la visite, savoir ce que l'on y fait est secondaire. La médecine libérale honnit la médecine salariée qu'elle associe à une perte de liberté vis-à-vis d'un employeur. L'assurance maladie solvabilisant les malades par le remboursement de l'acte sur les fonds de la solidarité permet aux soignants libéraux de stabiliser leurs revenus. Toutefois, l'assurance maladie est de fait l'équivalent d'un employeur et la négociation conventionnelle un dialogue social de type salariés / employeurs, mais le reconnaître c'est bafouer une idéologie vieille de près d'un siècle. La posture de défense de la liberté du paiement à l'acte, du corporatisme aux services des intérêts de profession, empêche d'avoir le débat essentiel : quel modèle économique pour quelle médecine ou quelle médecine avec quel modèle économique ? L'important est que cela soit la pratique de la médecine qui détermine le modèle économique qui lui soit le mieux adapté.

Comme la pratique de la médecine évolue et que le mode de rémunération est figé sur un conservatisme dogmatique, petit à petit, par la force des choses, s'immiscent dans la rémunération des soignants de nouvelles modalités, comme le forfait qui devient de plus en plus présent avec la rémunération sur objectifs de santé publique pour les médecins (la ROSP) ou la subvention pour l'exercice collectif calculée sur la base des personnes ayant choisi leur médecin traitant dans les MSP et CDS qui est une capitation (paiement à la tête) qui ne dit pas son nom.

Jusqu'à quand cette illusion de liberté assise sur le paiement à l'acte va-t-elle perdurer ? Au lieu de se livrer à ce jeu de confrontation lors des négociations conventionnelles, il serait temps de penser autrement : définissons la médecine que nous voulons, associant le soin, la coordination des parcours, la pratique de la prévention, et de l'éducation thérapeutique, puis, ensuite, définissons quelle est la rémunération la plus adaptée. Il est possible d'imaginer un panachage de modes de rémunération différents pour mieux tenir compte du temps passé face au malade, en réunion de concertation, en formation...

Des brèches existent dans la rémunération des soignants libéraux.

L'article 51 : une avancée décisive

> • En 2018, le 51e article de la loi de financement de la sécurité sociale autorise, dans le cadre de l'innovation, de déroger aux règles actuelles notamment celles du paiement des professionnels.
> • En ce qui concerne l'exercice collectif, deux types de dérogations vont prévaloir. Le PEPS = paiement en équipe de professionnel et l'IPEP = Incitation à une prise en charge partagée.

Au Franc-Moisin, la Place Santé, centre de santé communautaire, est gérée par l'Association Communautaire Santé Bien Être (ACSBE). C'est la structure que je préside (qui sera décrite dans la partie Transformation 6) ; nous nous sommes engouffrés dans ces dérogations. Depuis janvier 2021, nous avons basculé dans le forfait d'équipe avec le dispositif du paiement en équipe professionnelle de santé (PEPS). Pour moi c'est un aboutissement, puisque nous quittons le paiement à l'acte pour toutes les personnes ayant choisi la Place Santé et son équipe pour se faire soigner et pour améliorer leur santé. Du temps nous est donné pour répondre au mieux aux besoins de soins. L'engagement dans la qualité est facilité. Notre envie d'innover est décuplée. Notre modèle économique change pour être enfin adapté à notre pratique de la médecine sociale. Plus besoin d'avoir le nez sur la trésorerie pour faire la paye du mois. Nous avons un budget calculé sur notre activité, à nous de le gérer pour faire au mieux. L'accès aux soins est facilité, plus besoin de faire l'avance des frais, c'est un progrès pour une population précaire. Les soins ne sont pas gratuits, c'est le mode de paiement qui change.

Les médiatrices mieux que le médecin

Un jour le médecin conseil vient me rendre visite pour échanger sur ma pratique à partir des données de remboursement de l'assurance maladie. À ses dires je suis un médecin « vertueux », puisque je prescris peu de psychotropes aux personnes âgées et en revanche je suis mauvais dans le dépistage du cancer du sein.
Amusant : comme quoi les données statistiques peuvent être stupides :
Au Franc-Moisin 50 % de la population a moins de 24 ans et je soigne très peu de personnes âgées : facile d'être vertueux !
Pour améliorer la connaissance de la réalité de la véritable pratique de la santé, donc du dépistage, je lui montre un courrier du directeur de la caisse primaire du 93 qui me félicitait en tant que président de l'ACSBE du remarquable travail des médiatrices en santé pour l'accompagnement au dépistage du cancer du sein des

femmes éloignées du soin. À moi de lui expliquer ce que ne disent pas les statistiques sur la pratique de la santé participative et de la promotion de la santé. J'avais préféré déléguer cette action de prévention aux médiatrices plus compétentes que moi pour convaincre et accompagner des femmes éloignées des soins.

Le modèle économique actuel ne permet pas de comprendre la réalité de la pratique du soin et de la santé.

Mais qu'en est-il du « hors soins » : du travail de la médiation en santé, de l'accueil, du réseau des partenaires, de la coordination des parcours, de la promotion de la santé, de la prévention, de la participation des usagers ? L'activité de soins ne finançait pas tout ce travail de santé. Nous étions obligés d'aller sans cesse chercher des subventions, jamais pérennes. Chaque année l'équilibre de notre budget associatif était compliqué et mobilisait toute l'énergie du bureau de l'association.

L'article 51 nous permet le passage dans le droit commun pour le hors soins. À l'initiative de la Délégation interministérielle à la prévention et lutte contre la pauvreté (DIPLP) un groupe de travail réunissant le ministère de la Santé, la Caisse nationale de l'Assurance maladie, l'Agence nationale à la cohésion des territoires et les centres de santé communautaires de Marseille, Toulouse, Échirolles, Saint-Denis, la MSP de Strasbourg, ont travaillé pendant un an à l'élaboration d'un cahier des charges qui définit les différentes composantes

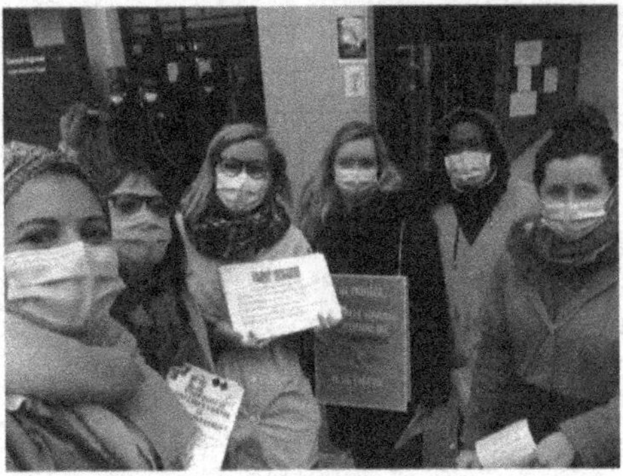

Déambulation dans la cité de l'équipe en campagne contre le papillomavirus
Crédits photo : ACSBE, Sandra Reinflet

de la santé participative : la promotion de la santé, la médiation en santé et le travail social, l'accueil, la participation de la population aux actions de santé, l'interprétariat, l'offre de suivi psychologique. Surtout, cette expérimentation donne les moyens humains à la réalisation de la santé participative et inscrit ces moyens dans le droit commun (si tout se passe bien !). C'est la reconnaissance que la santé participative et ses acteurs luttent contre les inégalités territoriales de santé. Pour commencer, ce dispositif s'adresse aux structures exerçant dans les territoires où le taux de pauvreté est important. Mais ce n'est pas une expérimentation pour les pauvres. C'est la reconnaissance que le concept onusien de la santé communautaire a sa place en France et qu'il contribue à transformer le système de soins en un système de santé.

Nombreux sont les centres de santé et maisons de santé qui pourront s'engager dans ce cahier des charges. Certes, pour l'instant, le budget consacré est trop faible au regard des besoins. C'est la rencontre entre la mobilisation des soignants et des citoyens qui permettra de faire de cette expérimentation le modèle de référence de demain.

Que faut-il en conclure ? Que le modèle dominant du paiement à l'acte est ébranlé, qu'un autre modèle est possible pour les structures d'exercice collectif, qu'elles soient libérales ou salariales. Bien sûr ce sont des expérimentations. Elles devront passer des étapes éprouvantes avant de devenir la règle qui dépendra du rapport de force politique pour imposer ce mode de financement. Là encore c'est un existant marginalisé mais réel qui s'oppose à un existant dominant. En construisant ces alternatives dans la difficulté de la réalisation du changement, que cela soit auprès des professionnels ou des institutions, l'important est de croire en ces nouveaux possibles.

Des procédures contraignantes

Pour conduire les actions de santé publique de proximité comme la lutte contre les pathologies de l'environnement, le financement de l'assurance maladie est insuffisant, nous devons répondre à des appels à projets rebaptisés « appel à manifestation d'intérêt » (AMI)... la subtilité de la sémantique !

Nous sommes dans la santé publique de proximité au carrefour de plusieurs politiques publiques : la santé, le social, la ville, le culturel, nous devons sans cesse osciller entre toutes ces politiques publiques, avec à chaque fois le même schéma : repérer un appel à projet susceptible de financer une de nos actions, ensuite répondre à l'appel à projet pour lequel il nous a fallu apprendre le langage institutionnel – on ne décrit pas ce que l'on fait avec « ses tripes » – mais avec une langue administrative et un vocabulaire connu de nos sélectionneurs de projet. Ensuite nous devons apprendre à conduire notre action en fonction des intérêts que nous pensons être ceux des habitants, tout en rédigeant des rapports d'activités compatibles avec l'appel à projet et toujours cette confrontation avec l'institution dans la définition et l'utilisation des indicateurs de réussite.

Pour l'institution, le choix des indicateurs d'évaluation reste toujours au niveau de ce que l'institution peut mesurer à partir de ses données à elle, c'est donc essentiellement quantitatif (nombre de personnes malades). Pour nous, toutes nos actions se confrontent à la complexité des situations dans lesquelles vivent les personnes malades, l'évaluation quantitative est réductrice et souvent fausse, mais faire de l'évaluation qualitative est compliqué et onéreux alors elle est peu utilisée.

Ensuite il y a cette constante de la politique publique descendante. Les actions publiques sont imaginées dans le brassage de concepts à vision politique, sous la responsabilité d'une administration peu au fait des réalités de la vie des gens, ou pire, par la valorisation des représentations qu'elles s'en font. Avec souvent la perception que les acteurs du terrain sont des prestataires des politiques publiques puisqu'ils en acceptent le financement. Nous arrivons à mettre en œuvre ces politiques publiques, mais cela ressemble plus pour nous à un combat qu'à une action partagée entre acteurs à légitimités reconnues.

Refonder le système de soins en ville en un système de santé, c'est forcément forger un nouveau modèle économique qui change les habitudes, qui émancipe l'économie de la santé des règles en vigueur, notamment celles de l'économie libérale, en rappelant sans cesse que la santé n'est pas une marchandise.

Des interrogations légitimes sont apparues depuis la crise Covid. Le gouvernement a enclenché une grande concertation pour tenter de répondre aux revendications des soignants, surtout les personnels de l'hôpital public maltraités depuis des décennies. On y a surtout débattu de la hauteur des augmentations de salaire et de l'organisation du fonctionnement de l'hôpital.

Pour les soins de ville, ce fut surtout d'inclure l'existant ou les réformes en cours dans le Ségur ; le service accès aux soins (SAS)[1], l'organisation territoriale en valorisant les communautés professionnelles territoriales de santé, l'exercice collectif en MSP et CDS, la télémédecine…

Mais là n'est pas le sujet principal ; il faut se mettre autour de la table non plus pour parler argent, mais pour définir comment soigner, comment faire de la santé publique au plus près des populations. Les milliards pour la revalorisation

1. SAS : nouveau système d'accès aux soins géré par le Samu qui permet de trouver un médecin dans les 48 h pour toute personne à la recherche d'une consultation médicale. Les MSP participent à ce SAS.

des salaires sont une très bonne chose, mais les milliards pour ne pas changer le système de soins et de santé en silos, pour mettre de côté la prévention et la lutte contre les pathologies de l'environnement, c'est continuer à dépenser sans savoir où on va.

Transformation 3.
En finir avec le paiement à l'acte exclusif

– Repenser l'investissement pour la prévention, la promotion de la santé.

– Concevoir la santé publique non pas comme une épidémiologie mais comme la promotion de la santé[1].

– Enfin arrêter de confondre la santé et l'absence de maladie.

– Se souvenir que le système de distribution des soins n'intervient que pour 30 % dans les déterminants de la santé (alimentation, logement, environnement, éducation, ressources...).

1. Conformément à la Charte d'Ottawa établie à l'issue de la première Conférence internationale sur la promotion de la santé, à Ottawa, du 17 au 21 novembre 1986.

Transformation 4

La santé participative, c'est-à-dire prendre soin de la population : en finir avec la santé publique centralisée et imposée

Comment fonctionnaient ces réseaux d'entraide ?

Prenons des exemples. Le matin, ma consultation débutait vers 7 h 30 pour permettre aux patients de consulter avant d'aller au travail. Il n'était pas rare d'y trouver une maman ou un papa avec un enfant qui avait été malade toute la nuit. Il m'est arrivé de faire le diagnostic d'une angine à streptocoque qui donne beaucoup de fièvre, qui interdit d'aller à l'école et qui nécessite évidemment une garde à la maison. Seulement, quand la mère vit seule, qu'elle occupe un travail où les relations avec l'employeur sont compliquées, comme caissière par exemple, ou si l'embauche est récente, ne pas aller au travail est un risque de non-renouvellement du contrat précaire. C'est un dilemme. C'est là que le réseau d'habitants intervient pour mettre en œuvre la solidarité, valeur essentielle dans notre territoire. Il suffit alors d'appeler Madame A. qui garde des enfants, de lui demander si elle peut en garder un de plus pour la journée et la solution est trouvée. Pareil pour Aïcha et ses précieux conseils pour calmer les douleurs dentaires des nourrissons, sans médicament bien sûr. Ce sont des aides entre voisins, mais ici la différence est que la demande d'aide part d'un lieu de soins.

En approfondissant notre connaissance de ces réseaux de solidarité nous faisons deux constats. D'abord, ces réseaux sont riches, ils fonctionnent selon des règles nourries d'un mélange de spécificités culturelles sur le rôle de chacune et chacun dans la communauté, ils sont intergénérationnels, et nourris par le partage de valeurs humanistes. Ensuite nous faisons, nous les soignants, partie de ce tissu de solidarité, cette appartenance, ce ne sont pas les soignants qui l'ont choisie, mais les habitants qui nous y impliquent du fait de notre pratique de la médecine. C'est, selon les dires d'un de mes patients : « tu fais partie de la cité, tu es avec nous ».

Devant le constat que nous faisions en 1995 des difficultés à développer le projet de *l'Association Communautaire Santé Bien Être* (l'ACSBE, créée en 1992), Nadine, notre coordinatrice nous proposa de nous appuyer sur les réseaux d'aide des habitants pour impliquer les habitants dans la vie de l'association. Cela nous a semblé être une évidence. Mais comment faire ?

La santé des habitantes et des habitants

Pour étayer notre projet de nous appuyer sur ce réseau d'habitants, nous nous plongeons dans la lecture de la déclaration d'Alma-Ata (1978) et de la charte d'Ottawa pour, tous ensemble, nous dire que c'est exactement le support conceptuel qu'il nous fallait. **Les ressources qui nous manquent existent au sein de la communauté des habitants, à nous d'apprendre à les mobiliser au service des**

personnes malades. N'avons-nous pas dès le début désigné notre association comme « communautaire » en référence aux expériences québécoise, belge, brésilienne, argentine ?

La Santé communautaire concept onusien

> La santé participative ou communautaire est un domaine de la santé publique qui implique une réelle participation de la communauté à l'amélioration de sa santé : réflexion sur les besoins, les priorités ; mise en place, gestion et évaluation des activités. Il y a santé communautaire quand les membres d'une collectivité, géographique ou sociale, réfléchissent en commun sur leurs ennuis de santé, expriment des besoins prioritaires et participent activement à la mise en place et au déroulement des activités les plus aptes à répondre à ces priorités (Wikipédia[1]).

Il est utile de préciser qu'à l'époque le mot communautaire n'était pas un vilain mot comme il l'est devenu aujourd'hui par confusion avec le communautarisme. Nous pâtissons de la bêtise des politiciens, journalistes et autres « experts » idéologiquement pourfendeurs des quartiers populaires, et de l'entretien de cet amalgame entre communautaire et communautarisme.

Pour éviter de longs débats inutiles avec un certain personnel politique (députés et sénateurs) qui sont incapables de faire la différence entre

1. https://fr.wikipedia.org/wiki/Sant%C3%A9_communautaire – dernière consultation le 16 mars 2022.

communautaire et communautarisme tant l'idéologie xénophobe est tenace, nous avons remplacé le mot communautaire par participatif dans l'appel à manifestation d'intérêt pour l'article 51. Les termes de CDS MSP communautaires ou CDS MSP participatifs sont synonymes.

Forts de ce constat, nous avons proposé aux habitants de nos réseaux d'aide de se former pour acquérir en plus de leurs savoir-faire personnels, les savoir-faire professionnels, avec l'idée que cette association produirait des nouveaux savoirs mêlant connaissance précise des problématiques des personnes en difficulté et connaissance des réponses des systèmes de soins et systèmes sociaux.

Nous avons eu 25 personnes pour faire la formation, que nous avons voulue de haut niveau pour légitimer notre démarche.

Pendant six mois, à raison de quatre demi-journées par semaine, nous avons formé ces habitants avec l'aide de toutes les institutions de santé et du social. Comme formateurs nous avions : la CPAM, la CAF, le CCAS, les hôpitaux, les professionnels du quartier, le secteur psychiatrique, des sociologues, des philosophes, toutes et tous bénévoles, nous n'avions pas un centime pour les indemniser. Ils et elles ont tous permis la réalisation de notre projet : un véritable partenariat institutionnel.

Au terme de la formation il n'y avait plus que cinq femmes et un homme. Pour les dix-neuf autres, des fortunes diverses étaient arrivées pendant la formation : un déménagement, un travail rémunéré était trouvé, un mari dominateur avait imposé un retour à la maison.

Les habitants, relais précurseurs de la médiation en santé

C'est donc avec ces six habitants que nous avons engagé une nouvelle action, nous les avons nommés « habitants relais », puisque leur rôle était de faire le relais entre l'offre de soins et de santé et la vie des habitants.

Cela a tout de suite fonctionné. Leurs ressources et celles des professionnels se sont rencontrées pour répondre aux besoins des habitants. Notamment sur l'accès aux droits sociaux et aux soins.

Nous avions grâce aux habitants relais des nouvelles ressources pour mieux mettre en œuvre nos projets thérapeutiques.

Le devenir de l'enfant après le décès des parents tombés dans la drogue

L'épidémie du Sida a terriblement frappé la cité du Franc-Moisin dans les années 90 (bien plus que le Covid aujourd'hui). La mortalité était importante chez les jeunes (plusieurs décès par mois), parfois de jeunes parents.

Après le décès des parents, le devenir de l'enfant devenait une question essentielle. Souvent la solution familiale était compliquée du fait de la dislocation de la famille et surtout de cette hérédité d'être enfant de toxicomanes.

Notre collaboration avec la juge aux affaires familiales, grâce au « réseau VIH 93 ouest » auquel je participais, nous a permis de comprendre qu'il valait mieux que les parents informent de leur vivant sur leur souhait pour le devenir de leur enfant : quel serait le choix du parent qui élèverait l'enfant parfois très jeune. Cela évitait la réunion du conseil de famille, souvent lieu d'affrontement intra familial.

Impliquer mais sans intrusion

Je me souviens du cas d'une jeune femme, les habitantes relais m'ont alerté. Il fallait se dépêcher parce que la maman n'allait pas bien, elles ont fait venir le notaire le vendredi. La maman est morte le dimanche.
Le jour de la réunion de travail hebdomadaire, c'était le jour des obsèques ; les habitantes relais étaient présentes à la réunion, comme cela devait l'être. Je les questionne sur leur absence aux obsèques de cette jeune femme. Elles me répondent : « Nous ne sommes pas de la famille, nous sommes des professionnelles, nous n'avons pas notre place aux obsèques ». Nous étions bien dans la santé participative. Celle-ci peut signifier aussi la retenue et le tact.

Si c'était mieux que la mère ou le père décide de son vivant de ce qu'il advienne de l'enfant, c'était difficile de dire « parce que tu vas mourir, il faudrait que tu nous dises qui aura la garde de ton enfant ». Ce sont les habitantes relais qui ont « pris cela en main ». Nous, les soignants, nous ne savions pas faire. Nous étions « comme une poule qui avait trouvé un couteau », nous ne savions pas comment nous y prendre, pour dire à une personne très malade qu'il n'y avait aucun espoir de guérison, que la mort était inéluctable et qu'en conséquence il fallait prendre des mesures. Notre message était de toujours espérer un « aller mieux », nous étions des porteurs de vie et refusions en nous-mêmes d'être des annonceurs de mort. Les habitantes relais ont su le faire. Souvent elles accompagnaient les familles pour les problèmes administratifs, elles profitaient de ces accompagnements pour dire à la mère ou au père : « si tu devais partir, il faudrait que tu dises qui devra s'occuper de ton enfant ». Elles avaient les mots, la tendresse pour le dire et souvent la mère ou le père s'en trouvaient soulagés.

Le parcours des habitantes relais leur a permis de faire des formations diplômantes, d'obtenir le diplôme de « technicienne de service » puis aussi, pour l'une d'elles, la Validation des acquis d'assistante sociale.

Le travail des médiatrices de l'ACSBE a nourri le référentiel « métier de la médiation en santé » de la Haute autorité de santé, et permis d'inscrire dans la loi de modernisation du système de santé de 2016 que la médiation en santé est un métier de l'accompagnement des malades et des personnes handicapées.

Aujourd'hui c'est l'ACSBE qui a un centre de formation pour le métier de la médiation en santé.

La formation permanente est incontournable quand on porte un projet de transformation sociale. Tous les acteurs engagés dans cette transformation ont besoin de formation. Souvent les parcours d'apprentissage sont faibles ou laissent des souvenirs de souffrances pour la population engagée dans le processus. Il nous faut donc trouver des méthodes d'apprentissage adaptées à nos réalités et non l'inverse.

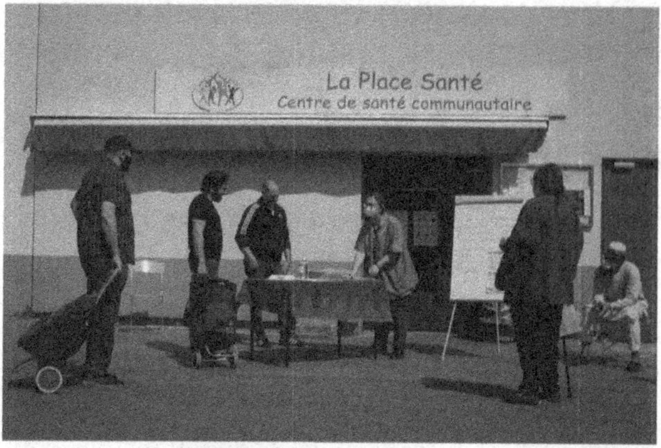

La place Santé accueille en extérieur
Crédits photo : ACSBE, Sandra Reinflet

Les outils de l'éducation populaire apportent une aide essentielle. Transformer l'inquiétude face à la formation en une envie de formation est possible. Il suffit d'accepter que les savoirs de la personne puissent s'enrichir des savoirs apportés par la formation pour produire une connaissance au service du projet collectif. L'art de l'enseignement est alors à nouveau celui du donner/recevoir.

L'idée essentielle de la santé participative, c'est d'agir pour la santé avec les habitants de la communauté au sein de laquelle nous travaillons. Nous avons pu bénéficier de la formation de Saul Fucks, psychologue argentin très impliqué dans la santé communautaire dans son pays. De même l'accompagnement de l'Institut Renaudot, association de promotion des démarches en santé communautaire, nous a permis de consolider notre projet associatif.

Nous avons aussi appris à reconnaître et accepter ce mouvement de va-et-vient avec la population. Dès lors que les habitants d'un territoire considèrent que ce lieu de soins et de santé est aussi le leur et pas seulement pour s'y faire soigner, alors la nature de la participation change. La vie du territoire s'invite dans la structure de soins. Des habitants apportent aux soignants de l'information, de l'aide, du soutien, des idées, des critiques, tout ce qui fait la vie d'une communauté. Bien sûr, les soignants sont souvent déstabilisés, car craintifs d'une remise en cause d'un pouvoir qu'ils jugent nécessaire pour soigner, c'est-à-dire décider ce qui est bon pour la personne. Mais de ce dialogue fécond, parfois compliqué, peut naître une culture commune en santé et c'est très profitable aux soignants. On ne soigne plus par l'expression d'un pouvoir, mais par une négociation, donc on ne soigne plus pour mais avec la personne.

Après 33 ans de cette pratique, je peux affirmer qu'à de rares exceptions près, les patients ne m'ont jamais demandé d'outrepasser mes obligations. Ils savent très bien où se situe la limite à ne pas franchir. Le respect de l'autre est de rigueur.

Ne pas recompter les sous

Souvent les enfants des familles africaines viennent seuls à la consultation, la grande sœur ou le grand frère amène un enfant malade. Ils ne payent pas la consultation. Une fois par an, dans la salle d'attente, je repère un homme africain endimanché d'un magnifique boubou.

Je sais alors le motif de la visite. Nous échangeons sur la vie de nos familles, sur la vie de la cité, puis il se lève, dépose sur mon bureau une enveloppe et me remercie.
Point n'est besoin de compter la somme dans l'enveloppe, c'est exactement l'argent des consultations des enfants.

Aujourd'hui, plus de six millions de Français choisissent les MSP et centres de santé pour se faire accompagner sur leurs parcours de soins et de santé. Ce mouvement va s'amplifier, c'est la démonstration de la pertinence de sortir de l'exercice solitaire pour aller vers un exercice solidaire.

France-Assos Santé, qui fédère les associations de malades et d'usagers, et Avec-Santé, Fédération Nationale des Maisons de Santé, ont publié un manifeste qui montre combien il est nécessaire de lier les deux transformations à l'œuvre : la participation des habitants usagers au système de santé et la transformation de celui-ci vers l'exercice collectif.

Ce manifeste est un marqueur important des transformations actuelles, il acte que nous

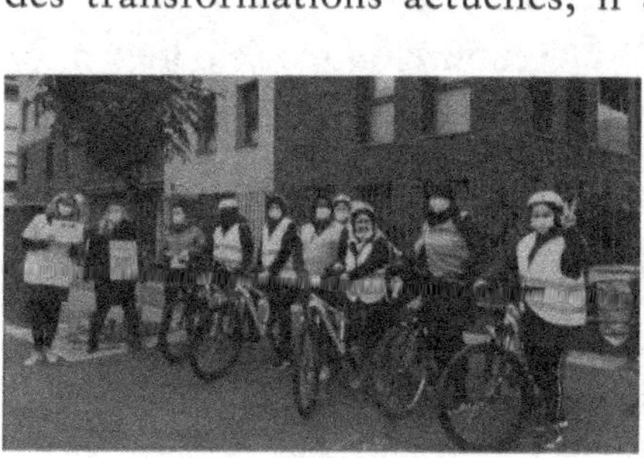

Cours de formation à la pratique du vélo par un groupe d'habitantes dans la lutte contre la sédentarité
Crédits photo : ACSBE, Sandra Reinflet

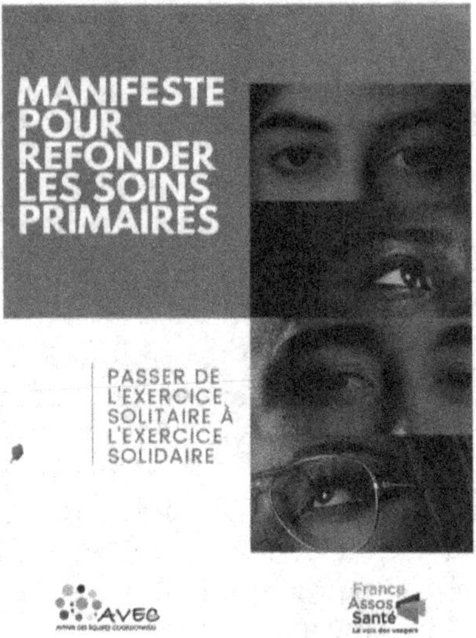

Passer de l'exercice solitaire
à l'exercice solidaire

sommes réellement dans un mouvement de reconstruction d'un système de santé en phase avec les besoins de la population et des professionnels de santé.

La santé communautaire ou participative n'est donc pas une pratique atypique associée à la médecine des gens précaires, c'est bien une pratique de la santé reconnue au niveau mondial, sur laquelle nous nous appuyons dans notre quartier du Franc-Moisin à Saint-Denis.

Sa méconnaissance aujourd'hui en France est liée à la toute-puissance du modèle biotechnologique valorisant le soin curatif qui laisse peu de place à la santé publique. À l'ACSBE, nous sommes au contraire les professionnels de la santé publique du quotidien.

Si le propre de la santé participative est de mobiliser les savoir-faire de la population, elle ne peut se réduire à cela.

La place des professionnels est également déterminante. Quand j'évoque les professionnels de santé, ce sont aussi bien les professionnels des soins primaires libéraux que les professionnels salariés dans les institutions.

La santé participative : un état d'esprit, un besoin d'agir en collectif

Revenons à notre exemple du devenir des enfants héritiers du Sida pour décrire l'intervention en amont de l'action des habitantes relais.

L'implication des assistantes maternelles et du réseau des professionnels de santé

Un jour, je fais hospitaliser en urgence une femme qui décompense une complication du Sida dans le cadre d'une infection du cerveau. Son mari était mort quelques mois auparavant du Sida.

Quand j'arrive chez elle la situation est grave, son atteinte cérébrale a provoqué une crise de démence, elle a tout cassé dans la maison. Je trouve une femme en furie et deux petites filles de quatre et six ans réfugiées dans les toilettes. J'envoie les petites jouer dans le bac à sable en

bas de l'immeuble et je calme la maman avec une piqûre sédative, puis j'appelle le SAMU. J'accompagne jusqu'à l'ambulance la civière avec ma patiente et je réalise que les deux petites sont venues me rejoindre pour regarder l'ambulance s'éloigner avec leur maman. Elle mourra quelques semaines après de cette complication de son Sida.
Pour les petites, comment faire ? Je me sens bien seul. Je demande de l'aide aux voisins, l'histoire d'usage de drogues des parents a construit un fossé avec le voisinage, empêchant toute solidarité. Soit je trouve une solution au sein de la communauté, soit je rentre chez moi avec les enfants.
Les professionnels qui détiennent beaucoup d'informations sont les pharmaciens. Nous allons tous les trois chez le pharmacien du quartier. Celui-ci connaît la tante des enfants et se débrouille pour la joindre, elle vient chercher ses nièces, les enfants seront mieux dans le cadre familial.
Cette situation me questionne. De telles circonstances vont se reproduire, le Sida frappe les jeunes couples souvent devenus marginaux, donc isolés dans la communauté.
À la réunion suivante du Réseau Ville Hôpital 93 ouest et de l'ACSBE, j'expose la situation et propose que nous trouvions ensemble une solution, que de mon côté je n'ai pas trouvée. La puéricultrice de la PMI, qui est partie prenante du réseau, propose une solution à ses yeux évidente : l'implication des assistantes maternelles. Nous construisons un protocole pluriprofessionnel pour apporter une réponse au devenir de l'enfant lors de l'hospitalisation d'un parent.

Le protocole va mobiliser la PMI avec les puéricultrices, les accueillantes, les médiatrices, le médecin scolaire, et des assistantes maternelles, le médecin traitant et l'équipe hospitalière et une famille volontaire par quartier de Saint-Denis. Une formation sur quatre samedis matins est organisée pour ces familles d'accueil qui viendront en nombre. Puis un système d'alerte pour l'accueil de nuit comme de jour, 7 jours sur 7, pour accueillir un ou des enfants, est mis en place. Afin de ne pas supprimer la continuité de la scolarité des enfants, le médecin scolaire et son équipe rejoignent le protocole. Une version spécifique en cas de décès du parent est précisée. Elle va mobiliser, en plus des soignants de la petite enfance, le juge aux affaires familiales et l'assistante sociale. Ce protocole sera utilisé plusieurs fois.
L'aide de la municipalité a été importante et le conseil général a accepté de financer le travail supplémentaire des assistantes maternelles.
Nous avons là un bon exemple de la mobilisation des compétences des professionnels et de l'implication des institutions.
J'ai continué de suivre pendant 20 ans ces deux petites filles qui sont devenues des jeunes femmes assumant cette enfance douloureuse. Lorsque l'une d'elles est devenue maman, l'émotion à la première visite du bébé était intense, le souvenir du bac à sable nous a fait essuyer une larme et un rire plein de promesses d'avenir pour cet enfant. La médecine est bien faite de relations humaines.

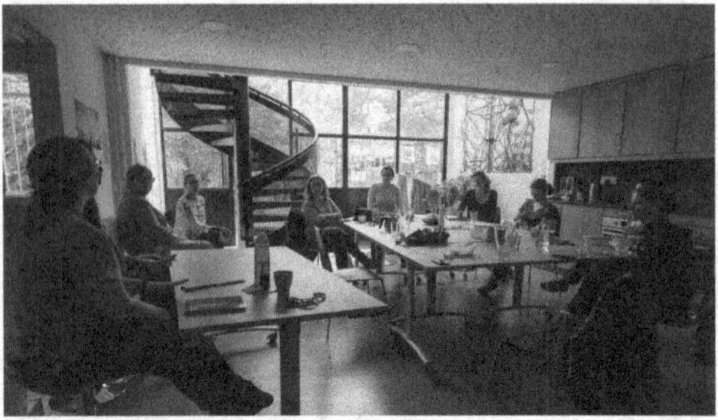

Réunion pluriprofessionnelle pour élaboration d'un protocole de soins – Crédits photo : ACSBE, Sandra Reinflet

Les centres de santé communautaires existent à : Échirolles, Marseille, Toulouse, Vaulx-en-Velin, Lorient, Rennes, Saint Denis, des MSP en santé communautaire existent à Strasbourg, Paris, Le Mans, ... et tous ceux que je ne connais pas.

Il serait inconcevable qu'il n'existe pas aujourd'hui en France un débat sur l'avenir de la santé publique sans tenir compte de la santé participative/communautaire.

La Place Santé : centre de santé communautaire associatif

Depuis 2011, la Place Santé à Saint-Denis au Franc-Moisin accueille tous les jours de 9 h à 19 h et le samedi matin les habitants du quartier et bien au-delà. Elle est gérée par l'Association Communautaire Santé Bien Être (ACSBE).

Aujourd'hui sept médecins généralistes à temps partiel font le travail de cinq médecins à temps plein (sur la base de 35 heures / semaine pour un temps plein) et trois de nos collègues ont une pratique de gynécologie médicale. Nous avons dans l'équipe une infirmière de pratique avancée pour le suivi des personnes porteuses de maladies chroniques. Élisabeth, notre musicothérapeute, anime des séances de relaxation. Quatre médiatrices à plein temps travaillent pour la promotion de la santé et l'éducation thérapeutique grâce aux ateliers collectifs, l'accès aux droits sociaux, et le soutien aux médecins pour le suivi social des personnes malades. Enfin nous avons trois accueillantes qui assurent au mieux l'entrée dans la structure.

La Place Santé :
Quelques chiffres pour 2020 année Covid !

- 15453 consultations médicales, avec 1445 consultations Covid, 1255 consultations de gynécologie, 256 grossesses suivies, 1085 consultations de contraception, 2163 interventions individuelles de médiation, 160 ateliers collectifs pour une patientèle de 4500 personnes, 29 % de la population a moins de 16 ans. 32 % de ces personnes sont à la CMU et 3 % en AME.
- En plus de cette activité de soins et de santé, nous avons des actions de santé publique avec différents projets comme : projet périnatalité, projet santé de la femme, projet suivi de l'enfant... et beaucoup d'actions avec les associations du quartier dans la dynamique de santé publique.

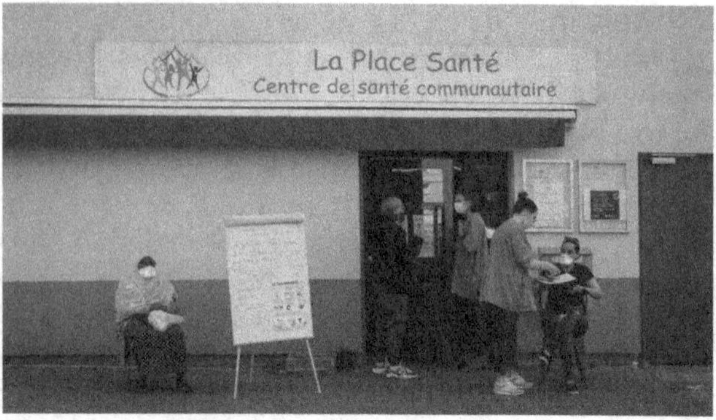

Médiatrices accueillant les patients
Crédits photo : ACSBE, Sandra Reinflet

Nous avons pour conduire tout ce travail une équipe de coordination avec une directrice, un médecin coordinateur et une coordinatrice de la promotion de la santé. Le travail réalisé est important dans un quartier de 12 000 habitants.

Nous sommes également au cœur d'un réseau d'acteurs sur la cité. Les autres professionnels de santé qui ne travaillent pas à la Place Santé collaborent avec elle. Nous co-construisons des projets de santé publique comme le suivi des femmes enceintes, nous travaillons avec les infirmières et infirmiers, la podologue, l'orthophoniste, les médecins du quartier.

Une mention spéciale pour les pharmaciens. Aujourd'hui, cette profession est en mutation. Beaucoup de pharmaciennes et pharmaciens, surtout dans nos quartiers populaires, mais c'est un mouvement général, revendiquent d'être des authentiques acteurs de santé et pas seulement des distributeurs de médicaments et encore moins des marchands de parapharmacie. Leurs rôles et places dans la santé communautaire sont essentiels. Leurs officines à la croix verte sont des lieux d'accueil, d'informations, et la porte d'entrée dans le système de santé. Ces professionnels sont souvent les mieux informés des difficultés des personnes et ils trouvent des solutions à un grand nombre de problèmes.

La place des habitants-usagers-citoyens que nous appelons les HUC, dans la transformation du système de santé, est essentielle. On ne peut prétendre changer le système et laisser les HUC à la porte de celui-ci.

Plus fondamentalement, la transformation sera effective et synonyme de bons soins et de meilleure santé quand les patientes et les patients préféreront se soigner dans des structures d'exercice collectif où eux aussi ont leur place.

Sachant que la participation ne se décrète pas, nous apprenons actuellement à construire cette participation dans ses formes variées, ses hauts et ses bas. La bonne méthode se trouve dans l'action de

ACSBE
La Place Santé

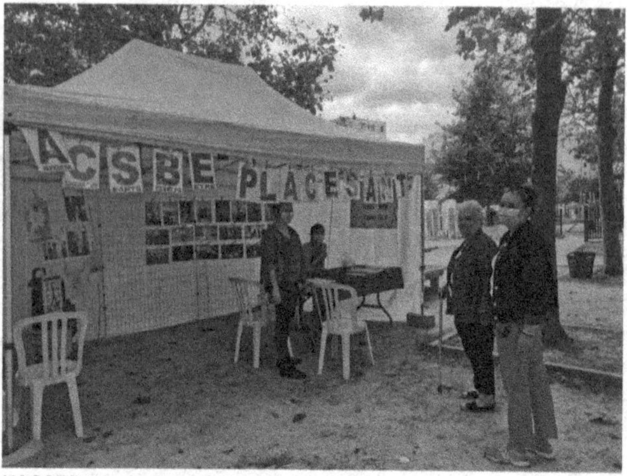

L'ACSBE à la rencontre des populations
Crédits photo : ACSBE, Sandra Reinflet

santé comme pour le « aller-vers » et la lutte contre l'épidémie. Quand les citoyens et les soignants considèrent qu'ils ont des intérêts communs, qu'à partir de ces communs ils peuvent construire une culture commune pour aller vers un mieux-être, alors la participation n'est plus une péripétie mais bien une évidence.

Transformation 4.
La santé participative construit l'avenir

– Considérer la santé participative (ou communautaire) comme axe majeur de la santé publique.

– Ne plus réduire la santé publique à l'application autoritaire d'une doctrine imposée aux acteurs du terrain.

– Engager les professionnels de la santé à agir avec la population pour répondre aux défis de santé, dont les crises sanitaires.

– Associer les compétences et savoir-faire de la population avec les savoirs professionnels pour construire un réel service public de santé de proximité.

– Repenser les missions, les compétences, l'organisation, la formation des professionnels des soins de ville dans une vision écologique de la santé.

Transformation 5

D'un système de distribution de soin à un système de santé, c'est-à-dire transformer les institutions de santé qui distribuent des soins et régulent l'offre de soins en un écosystème de santé : en finir avec le tout régulateur.

Les services de l'État ont été conçus fonctionnellement, puis formés et pilotés pour réguler un système de soins, cela est particulièrement vrai pour l'assurance maladie et les ARS, et à sa manière pour la politique de la ville, même si nos partenaires de la politique de la ville étaient moins enfermés dans une vision dogmatique de leurs savoirs. Ce pilotage de l'action publique en santé se trouve toujours en difficulté quand il s'agit d'accompagner les acteurs du terrain dans la mise en œuvre de cette action publique que nos associations tripatouillent pour la faire entrer dans le cadre de notre expérimentation.

Le pilotage difficile de l'action publique en santé

Si nous prenons l'exemple des médiatrices en santé, l'État nous a obligés, pour les rémunérer, à les faire entrer dans le dispositif des adultes relais : dispositif d'insertion qui a des règles contradictoires avec les missions des médiatrices dans le cadre de notre projet associatif qui s'inscrit dans la durée. Pour ce dispositif d'insertion, l'adulte relais reste dans l'association pendant trois ans renouvelables une fois, pour se former, ensuite il ou elle doit partir. Ce qui pour nous est stupide, puisque c'est au moment où la médiatrice devient plus compétente pour participer au développement de notre action que nous devons nous en séparer. Au bout de six ans, l'avenir de la médiatrice dépend du ministre de la Ville. Soit il /elle comprend le problème et il / elle adopte une position pragmatique et publie une circulaire prolongeant le contrat des médiatrices, soit il adopte une posture dogmatique et il nous oblige à nous séparer de la médiatrice ou à trouver d'autres financements pour son salaire !

Lorsqu'on présente un projet d'organisation des soins ou une action de santé publique le projet sera analysé puis validé ou non par un jury. La difficulté pour nous est que les membres du jury ne sont pas choisis pour leur qualification sur le domaine qui nous concerne et ils jugent principalement notre projet selon leur domaine de compétence, souvent trop éloigné de nos réalités. Rares sont ceux qui évaluent à l'aune de l'innovation le projet présenté, surtout s'ils sont membres d'une institution très hiérarchisée comme l'assurance maladie. Incontestablement cela freine l'innovation.

La question est donc : comment faire converger une politique publique de santé et une action de santé dans la proximité de la vie des gens, pour que la problématique censée être résolue par cette politique puisse l'être grâce à l'action des acteurs de proximité ? C'est d'autant plus compliqué quand la politique est très centralisée, descendante sous forme d'injonction à faire, comme les directives de la direction générale de la santé (DGS) face au Covid-19.

À ces conditions, et l'expérience le montre, comme la création des Ateliers santé ville (ASV[1]) en 2000 par la délégation interministérielle à la ville, on peut faire de grandes et belles choses avec une politique publique.

Pour refonder le système de santé, il faut que les institutions de santé changent leurs modes de fonctionnement pour acquérir les capacités à accompagner l'innovation. C'est prendre des risques, c'est changer son vocabulaire pour se mettre en harmonie avec les porteurs de projets, c'est se débarrasser des préjugés négatifs, ce qui est aussi valable pour les professionnels. C'est donc un changement culturel.

Le plus difficile sera de convaincre le monde politique. Celui-ci est trop sous l'influence idéologique, sociale et culturelle de la médecine libérale, de ses ordres et académies qui ne sont pas des champions de l'innovation.

J'ai rencontré au cours de ma vie professionnelle de nombreux ministres de la Santé. Je me suis fait la conviction qu'entre la conduite des politiques de santé et leurs enjeux, il leur est difficile de se heurter aux représentants de la médecine libérale. Comme l'a dit une ministre : « vous ne voulez quand même pas que je fasse descendre dans la rue les professions libérales ? ».

---

1. Les ASV ont pour mission, dans les communes en zones urbaines sensibles, de coordonner des actions de promotion de la santé : prévention, information, actions de santé publique. Il y a environ 300 ASV.

Certes, madame Simone Veil m'avait donné à voir ce qu'est le courage politique, mais elle fut bien la seule.

Madame Simone Veil

- *En 1991, des ONG – Médecins Sans Frontière (MSF) Le Relais médical aux délaissés (Remede), le comité pour la santé des exilés (le Comède) – et deux médecins généralistes, Catherine Lepetit et moi, créons un groupe pour l'accès aux soins. Nous développons un plaidoyer pour défendre ce droit essentiel. En 1995, le ministre de l'Intérieur, Monsieur Pasqua, veut supprimer l'aide médicale d'État aux personnes sans papiers. Madame Simone Veil, ministre de la Santé, est contre. Elle demande à notre comité de l'aider. Lors d'une réunion au ministère, elle nous demande de rédiger un amendement argumentant la poursuite de l'aide médicale aux sans-papiers et de trouver un député pour le défendre dans l'hémicycle. Elle profitera de cet amendement pour sauver ce droit contre la manœuvre du ministre de l'Intérieur.*
- *Cette collaboration ne fut pas de circonstance, nous défendions ensemble une valeur fondatrice de notre système de soins. Ce fut pour moi une leçon politique, une reconnaissance de notre engagement pour l'accès aux soins par une grande dame de la santé.*

Cependant les comportements changent. Il ne serait pas honnête de ma part de ne pas souligner en quoi l'épidémie du Covid-19 a impulsé le changement relationnel avec les institutions ARS et assurance maladie, du moins en Île-de-France. Si c'est possible dans cette région, cela devrait l'être partout en France.

À l'occasion de cette épidémie, nous avons vu les caisses primaires de l'assurance maladie et l'agence régionale de santé se rapprocher des acteurs du terrain pour, ensemble, concilier les directives définissant la doctrine ministérielle et les réalités auxquelles nous étions confrontés. Cela dépend bien sûr des personnes de ces institutions qui ont inversé l'ordre de leurs priorités entre réguler ou accompagner, pour faire le choix de nous aider à faire face à l'épidémie. C'est un espoir que le changement décrit devienne réalité, même s'il reste un gros travail à accomplir sur les représentations réciproques négatives.

Ce sera aux citoyens de prendre en main le changement de système. Seule la mobilisation citoyenne peut créer un rapport de force qui permette aux gouvernements de ne plus raisonner en termes de protection / régulation d'un corps social en crise, mais d'oser choisir une politique de transformation au service de la population.

En effet, il ne s'agit pas de lutter <u>contre</u> la pauvreté seulement par des lois, mais <u>pour</u> la reconnaissance et la valorisation des capacités des personnes reléguées. Une bonne politique de lutte contre les inégalités territoriales de santé, c'est une politique qui aide ces personnes à combattre l'acceptation fataliste de la précarité de leur santé et leur redonne confiance dans la valeur de leur propre vie. Alors les personnes précaires retrouvent l'énergie pour partager leurs savoirs et leurs envies. Toute personne a besoin de se voir reconnue dans sa dignité, respectée dans ses références culturelles pour être capable de communiquer sereinement et réciproquement. La participation aux savoirs qui invitent chaque personne à s'approprier la connaissance du corps humain, de son environnement, permet l'accomplissement de l'estime de soi, et la conquête de son autonomie.

Trop souvent à la consultation j'ai entendu « docteur, tu as bien d'autres choses à faire que de t'occuper de moi et de mes problèmes ». Grâce à

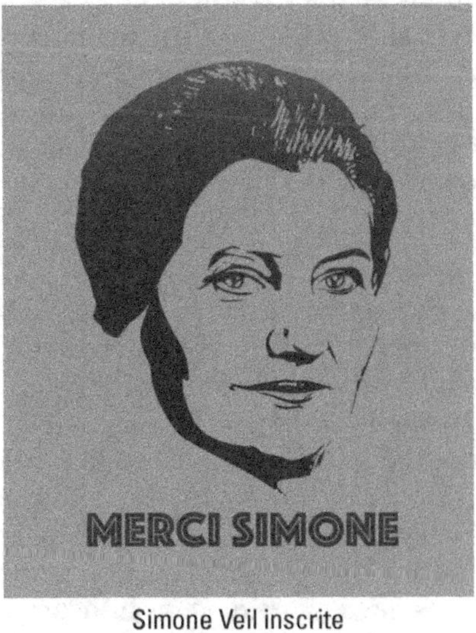

Simone Veil inscrite
dans la mémoire collective
Crédits photo : Collectif Merci Simone

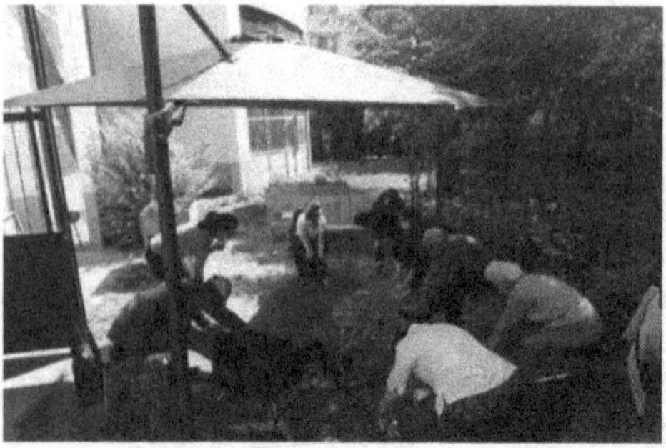

Atelier d'exercice physique avec un groupe d'habitants
Crédits photo : ACSBE, Sandra Reinflet

l'équipe soignante je pouvais répondre ; « nous nous occupons de tes problèmes parce que nous sommes une équipe soignante faite pour cela ».

La vie culturelle est d'autant plus riche qu'elle résulte de nombreuses interactions entre des personnes qui agissent dans et à l'intersection des espaces professionnel, familial, amical, associatif, communal, national, linguistique…

La grande Sécu

Encore faut-il avoir accès aux soins. Nous savons que cet accès est difficile pour une partie de la population pour des raisons de pénurie de soignants, d'éloignement de l'offre de soins, de la médiocrité de la qualité relationnelle et de la pratique du soignant. La question financière est très présente, même si nous avançons dans la dispense d'avance de frais pour les soins primaires. C'est pour les soins spécialisés que l'accès devient difficile.

Permettre la dispense d'avance des frais pour tous les soins serait bien évidemment un progrès considérable. Pour cela il faut en finir avec ce système à deux niveaux, le régime obligatoire (l'assurance maladie) et le régime complémentaire (les mutuelles et autres assurances et prévoyances).

Une seule caisse maladie qui rembourse le soin serait plus simple et moins onéreux. La logique concurrentielle pour le régime complémentaire devient aberrante en surcoût publicitaire et frais de gestion.

Tant qu'à investir sur un engagement financier individuel, autant que cela soit pour améliorer sa santé. Il y a beaucoup à faire pour lutter contre la sédentarité, la malbouffe, les pathologies de l'environnement… Une cotisation « bien-être » serait plus pertinente qu'une cotisation pour prendre en charge le reste à charge individuel comme les dépassements d'honoraires.

Transformation 5.
Les bonnes conditions d'une politique de santé réussie

– Que l'élaboration de cette politique prenne sa source dans un véritable problème de santé, identifié, et documenté et pas seulement chez les chercheurs et les experts.

– Que les porteurs de cette politique rencontrent les acteurs de proximité de la vie des gens dans un espace de concertation / dialogue, où s'exprime à égalité la politique de santé des acteurs du territoire. Il faut alors se protéger de la vision purement médicale des actions de santé, qui privilégient toujours l'entrée dans l'action par la maladie.

– Que le comité de pilotage qui élabore le cahier des charges soit pluriel avec les acteurs du terrain, mais pas dans leurs fonctions syndicales corporatistes, donc à l'abri de la défense des intérêts particuliers.

– Que l'évaluation ne soit pas normative sur le seul concept quantitatif (nombre de personnes concernées par la file active[1]) mais aussi et surtout qualitatif. Ce qualitatif se mesure à la satisfaction des bénéficiaires et des porteurs de projet.

1. Exemple; nombre de personnes diabétiques ayant profité d'une action d'éducation thérapeutique.

Transformation 6

Inventer de nouvelles pratiques de soins et de prévention, c'est-à-dire faire vraiment face à la variété des défis de santé : en finir avec la normalisation des pratiques de soins et de santé

Nous ne sommes pas formés pour innover. Souvent, face aux difficultés, les soignants se réfugient dans un certain fatalisme. Il ne serait pas possible face à l'adversité de sortir de ce rôle traditionnel dans le système de soins français, sorte de zone de confort non transformable.

Cette prime à l'inaction, favorisée par un système de soins en ville figé dans une doctrine conservatrice presque séculaire, pénalise la médecine de ville.

C'est avec un état d'esprit totalement opposé à cette inertie que nous avons relevé avec l'équipe soignante du Franc-Moisin tous les défis issus des nombreuses crises sociales, sanitaires que nous avons connues en l'espace de 40 ans.

La rénovation urbaine : facteur de concentration des populations précaires

En 1990, la ville de Saint-Denis initie un DSQ (développement social de quartier) pour le Franc-Moisin-Bel/Air. Cela concerne la rénovation du bâti de la cité, avec la démolition du gigantesque Bat 3.

À ce moment-là, la cité est sociologiquement habitée par des ouvriers travaillant dans le bâtiment,

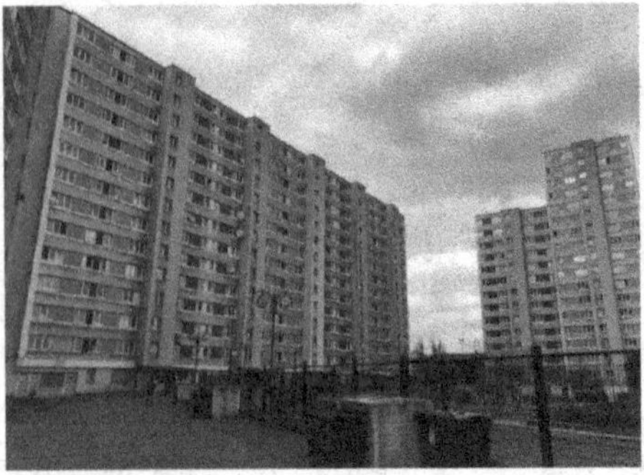

La Cité du Franc-Moisin
Crédits photo : ACSBE, Sandra Reinflet

la sidérurgie (Alsthom, Citroën, Babcock...) donc beaucoup d'ouvriers spécialisés dans les métiers de la métallurgie et la construction. Cette classe ouvrière est dynamique. La répartition aléatoire de l'accès au logement contribue au brassage des origines avec, à l'époque, beaucoup d'immigrés de la première génération venus (ou « cherchés ») du Maghreb (Maroc, Algérie, Kabylie) et du Portugal.

La rénovation va permettre la construction d'un gymnase, d'un lycée... polyvalent et la réfection des halls d'escaliers ainsi que leur isolation thermique, la création de quelques appartements avec balcons, et l'élargissement des trottoirs afin d'améliorer la circulation des piétons.

L'autre impact fut la transformation de la cité, avec l'augmentation importante de la paupérisation des habitants. En effet, le coût de cette rénovation a été assumé par les crédits d'État et par les bailleurs. Ceux-ci ont pu augmenter les loyers, avec la détermination d'un plafond de revenus du locataire qui ouvrait le droit à l'augmentation compensatrice de l'allocation logement. Quand a été fixé un seuil juste au-dessous des revenus de ces ouvriers spécialisés, une fraction importante des habitants a vu les loyers augmenter. Ils ont quitté la cité. Ces locataires ont vite été remplacés par la nouvelle vague migratoire subsaharienne. Une immigration chasse l'autre, mais toujours plus vers la pauvreté. Les familles nombreuses africaines arrivaient, il a fallu les accueillir et les intégrer à la vie de la cité.

Pour nous, la médecine sociale devenait encore plus légitime pour l'accompagnement de ces personnes malades, aux itinéraires de vie souvent chaotiques. La santé participative s'enrichissait de nouvelles cultures, de nouvelles données anthropologiques sur les représentations de la maladie, et surtout d'un nombre considérable d'enfants en bas âge qui faisaient connaissance avec nos virus respiratoires de banlieue !

La mobilisation des médiatrices nouvellement en activité va grandement nous aider, c'est cela l'innovation.

Les soins palliatifs à domicile

L'innovation en médecine sociale interroge la pratique de la médecine générale réalisée par le médecin, mais aussi par les autres acteurs du soin, les infirmières, les kinésithérapeutes, les pharmaciens, les dentistes, les orthophonistes, qui constituaient sur notre territoire l'équipe soignante.

Une des caractéristiques de la médecine sociale c'est sa volonté de répondre aux besoins des personnes malades, besoins médicaux en premier lieu, par un accompagnement demandé par le patient. La question difficile de la fin de vie s'est rapidement posée à nous. Partant du principe que l'accompagnement est une négociation avec le patient et son entourage, et que dans cette négociation les choix du patient sont respectables, forcément, quand la fin de vie était là, la question de « où mourir » était présente. Il était impossible pour moi de dire à une patiente ou un patient avec qui j'avais établi une relation thérapeutique dans une confiance réciproque que je l'abandonnais quand la phase la plus difficile de sa vie arrivait. Ne pas le faire délégitimait tout le reste.

Seulement il fallait être compétent pour être à la hauteur de ce défi humain relationnel et de technique médicale adaptée. Nous nous formions donc à cette nouvelle « discipline » médicale, tant sur l'aspect psychorelationnel face à la mort que sur l'utilisation de la morphine et autres drogues pour soulager le malade.

Quand on est seul soignant, c'est très difficile d'accompagner un patient en fin de vie. Toute l'équipe soignante de la cité s'engagea dans cet accompagnement. Les infirmières avec les soins à domicile et la gestion des doses de morphine, le pharmacien avec la gestion des médicaments et les médiatrices pour l'accompagnement social : je pratiquais avant l'heure la délégation de tâches.

Trouver sa place de soignants est plus facile dans les cultures issues de l'immigration, car la mort est ritualisée, chaque membre de la famille a sa place ainsi, que le médecin. Les médiatrices et également les membres de notre comité d'usagers nous ont appris comment la fin de vie était vécue dans les différentes cultures, qu'elles soient africaines, slaves, asiatiques ou françaises: on meurt imprégné de son parcours de vie, de sa culture et de ses croyances. Il est assez facile de trouver sa place de soignant dans ces moments. Le Sida et ses morts nous ont entraînés dans cette douloureuse réalité.

Merci aux patients africains et à la poésie de la description des symptômes de leurs corps envoûtés

Le brassage culturel qui s'exprime dans le soin et dans l'accompagnement de la personne malade est une chance pour le soignant. La culture, au sens anthropologique du terme, qui définit les règles de fonctionnement entre les gens, s'immisce dans le soin et permet la compréhension de comportements qu'il ne faut surtout pas prendre pour des symptômes de maladie. Au Franc-Moisin le mélange des cultures est une force, une thérapeutique face au mal-être. Que les personnes malades viennent du pays de Caux ou des bords du fleuve Sénégal, elles déposaient sur mon bureau leurs croyances, leurs représentations de la maladie, leurs habitudes de traitements, leurs différentes résiliences, comme une offrande pour mieux les soigner. Que du bonheur.

Les difficultés venaient davantage du système de soins avec sa réglementation pointilleuse de l'utilisation de la morphine. Étant devenu « gros prescripteur » et le pharmacien « gros délivreur », il nous fallut rendre des comptes à l'assurance maladie qui à cette époque était suspicieuse devant la prescription de morphine, ignorant l'existence de cet accompagnement de fin de vie à domicile.

Les médecins de l'hôpital de Saint-Denis me firent connaître les recommandations du Saint Christopher Hospital de Londres, essentiellement l'utilisation de la morphine à des doses plus importantes et plus efficaces. Ce qui nous permit de sortir de l'approche timorée des soins palliatifs. J'utilisai ces recommandations pour justifier mon implication dans ce suivi de fin de vie à domicile.

Se former, déléguer, accompagner en équipe c'est cela l'innovation.

La lutte contre l'usage de drogues : un défi pour la santé participative

Brutalement, au début des années 90, l'usage de l'héroïne se répandit dans la cité. Ce sont les familles des usagers de drogues qui nous alertèrent. Les usagers étaient majoritairement de la tranche d'âge des 20/30 ans, des hommes comme des femmes. D'abord silencieuse, cette épidémie s'exprima fortement avec les complications infectieuses dues au « shoot » : infections veineuses, thromboses veineuses, overdoses. Notre impuissance était grande devant cette descente aux enfers de la marginalisation sociale.

Fidèles au principe de trouver les ressources nécessaires pour franchir l'obstacle, nous cherchions des moyens auprès du système de soins. L'hôpital était aussi désarmé que nous, le secteur psychiatrique conventionnel n'avait que la « cure psychologique » à proposer. La communauté des habitants avait davantage une réaction de solidarité envers les familles confrontées à la dérive de leurs enfants.

À Saint-Denis le « Centre du Corbillon » d'accueil aux usagers de drogues (nom de la rue où il siégeait) avait une approche pluriprofessionnelle. Nous n'avons pas eu de mal à travailler ensemble. La thérapeutique était celle de l'accompagnement psychosocial avec des psychologues, des psychiatres, des assistants sociaux, des éducateurs spécialisés. Chaque patient était accompagné dans sa globalité. Nous étions peu efficaces en matière d'arrêt de l'usage de l'héroïne, mais plus efficaces dans la reconquête d'une vie sociale, avec comme meilleur effet pour le patient le retour à une vie plus « normale », sans délinquance, tout en continuant un shoot quotidien. Nous étions véritablement à la recherche d'une thérapeutique plus efficiente quand nous commençâmes à entendre parler d'une maladie venue de Californie un « cancer gay ! » une maladie contagieuse. Notre curiosité nous conduisit petit à petit à mieux la connaître. Puis tout s'emballa. La connaissance physiopathologique se constitua. Surtout les premiers malades arrivèrent à l'hôpital. C'étaient principalement des personnes de la communauté gay. Avec une meilleure connaissance du mode de contamination nous pouvions mieux agir. Une évidence nous sauta au visage : cette maladie transmissible par contact sanguin allait frapper les usagers de drogue à l'héroïne par l'usage de l'injection intraveineuse et le partage des seringues. En discutant avec l'équipe hospitalière, le centre du Corbillon, et l'équipe santé du Franc-Moisin, nous comprenions que face à l'adversité il fallait unir nos efforts.

Je n'ai pas eu de mal à convaincre mes amis de Saint-Denis de créer un réseau ville-hôpital pour lutter ensemble contre le sida, nom donné à cette nouvelle maladie et pour agir ensemble afin d'éviter la contamination de nos patients usagers de drogue. Ce fut le réseau VIH 93 Ouest. Au même moment partout en France d'autres acteurs de santé créaient eux aussi leurs réseaux. Nous étions dans une innovation d'organisation de l'offre de soins et de santé, puisque, sans intervention institutionnelle, des professionnels de différents champs de la santé et du social se réunissaient pour combattre une maladie contagieuse, une pandémie.

La création du réseau VIH, c'est cela l'innovation.

La confrontation au sida : une terrible mise à l'épreuve

L'arrivée du sida ébranla tout le système de soins en ville comme à l'hôpital. Nous n'étions pas préparés à affronter une nouvelle maladie épidémique. La contamination sexuelle et par le sang, l'absence de connaissance sur le vecteur de la maladie, la population cible de personnes marginales, les homosexuels et les usagers de drogues, l'absence de traitement et la mort certaine par le développement de maladies infectieuses, inscrivaient notre impuissance de soignants à contre-courant du discours officiel de la médecine triomphante. Dans nos banlieues où l'usage de l'héroïne se développait comme symptôme d'une maladie de l'exclusion sociale, très peu de soignants relevèrent le défi. Les moyens habituels de la médecine de ville nous offraient peu de solutions. Au Franc-Moisin notre pratique de la médecine sociale et de la santé participative nous permettait de relever le défi. Le réseau VIH 93 Ouest et l'ACSBE portèrent la mobilisation et l'effectivité de l'action de soin et de santé.

À l'heure où j'écris ces lignes, nous sommes dans la cinquième vague de l'épidémie du Covid-19. Force est de constater que les enseignements du sida furent vite oubliés. Le système de soins et la politique de santé, dépendante de l'économie libérale, sont peu enclins à développer la santé publique et encore moins la santé participative.

Pourtant, le sida nous a appris que la mobilisation des compétences et savoir-faire des professionnels des champs médico-sociaux pouvait transformer une politique de santé. Que de l'union entre la communauté des malades, des habitants et des soignants émergeaient des solutions plus efficaces que la doctrine descendante des institutions de santé.

La santé participative face à la pandémie c'est cela l'innovation. La première présidente de l'ACSBE était une éducatrice spécialisée en toxicomanie.

Des dealers en blouse blanche ?

Nous avions en 1995 des moyens d'agir mais pas de guérir, puisqu'à cette époque presque toutes les personnes contaminées par le VIH[1] évoluaient plus

---

1. Virus de l'Immunodéficience Humaine ou encore virus du sida.

ou moins vite vers la mort. Nous eûmes plus de décès au Franc-Moisin à cause du Sida qu'aujourd'hui à cause du Covid. Puisque nous n'avions pas de traitement, alors il fallait tout faire pour éviter les contaminations. Notre politique de santé fut la suivante : nous ne cherchons pas l'arrêt de l'usage de drogue car nous mettons en place une thérapeutique de protection individuelle face à la contamination. Ce fut « Shootez-vous propre » puis la politique de substitution avec la délivrance de produits morphiniques pour éviter le manque, et le shoot potentiellement mortel car non protégé. Cette politique de santé inventée par les professionnels se heurta tout de suite à l'opposition du système de soins et à la politique publique officielle qui restait celle de la cure de désintoxication. La distribution massive de préservatifs dans les lieux de soins, la mise à disposition des usagers de drogues de kit de shoot propre (le Stéribox), la prescription de morphiniques (le Temgesic, traitement contre la douleur) furent dénoncées avec violence par certains politiques et par l'Ordre des médecins et toutes les officines conservatrices : « Vous donnez de la drogue à des toxicomanes, vous êtes donc des dealers en blouse blanche et vous incitez à son usage, vous êtes donc des délinquants. »

Les menaces étaient fréquentes de la part de l'Ordre des médecins, de la police, et de tous ces confrères qui nous tournèrent le dos. Puis, devant l'évidence que nous avions raison de conduire cette politique de prévention, le pouvoir politique s'attribua brutalement nos réussites et de dealers en blouse blanche nous passions au statut d'experts en lutte contre le sida et la toxicomanie.

Prendre des risques pour inventer une politique de prévention et de substitution : c'est cela l'innovation.

Les porteurs du VIH mobilisés nous ont montré l'exemple de l'implication des usagers dans une lutte politique de santé ! Merci à Aides et Act-up[1], et aux usagers de drogues qui ont créé les groupes d'auto-support. Si vous cherchez la démocratie en santé, vous commencerez à la trouver auprès de ces militants de la santé participative.

Les morts du sida de la cité du Franc-Moisin restent pour moi les visages de cette jeunesse en mal d'avenir qui l'a malheureusement trouvé rapidement dans la mort. Nous ne les avons pas abandonnés, c'est le système de soins et la politique publique de santé qui nous ont compliqué la vie dans nos missions et pratiques de soignants.

Où mettre le lit du patient ?

Une fin d'après-midi, le pharmacien me téléphone, il avait à l'officine une équipe de l'hospitalisation à domicile d'un grand hôpital parisien, qui cherchait un de mes patients pour installer un lit médicalisé et une alimentation par sonde pour lutter contre sa dénutrition.

Il me fallut expliquer à cette équipe hospitalière qu'il y avait un problème de communication avec le patient, certes il habitait le Franc-Moisin mais dans une cave où j'allais le visiter.

1. Act-up : association de personnes atteintes par le VIH, conduisant des actions radicales pour améliorer l'accompagnement des malades du SIDA.

L'alimentation par sonde allait réjouir les rats ! Il eut été préférable d'associer au traitement médical un diagnostic social auquel j'aurais pu participer !

Face à la vulnérabilité : les patients porcelaine

La confrontation à la crise sanitaire actuelle a mis en évidence que, si notre organisation pluriprofessionnelle transforme l'existant, elle entraîne également un changement des pratiques de soins. De ce point de vue, la médecine sociale telle que nous la pratiquons au Franc-Moisin apporte une réponse.

Prenons l'exemple des patients « porcelaine ». Ce concept est né au centre de santé d'Ivry en banlieue parisienne, nous le leur avons emprunté.

Un patient porcelaine est un patient fragile comme de la porcelaine et précieux comme la porcelaine puisqu'il nous renseigne sur notre capacité à faire plus pour ceux qui en ont besoin.

Qui sont les patients porcelaine ?

- Ce sont des patients auprès de qui il faut être très réactif quand ils nous sollicitent, car tout se joue sur pas grand-chose.
- Une femme enceinte de 6 mois qui vit dans un habitat précaire et qui risque d'être mise à la rue, on la met dans la liste des « patients porcelaine », parce qu'on va lui demander de passer nous voir régulièrement, il faut intervenir au niveau social, il faut qu'on trouve un système de protection pour elle et son enfant à venir.

> • Ce sont ces patients qui sont fragiles ou les patients qui sont en fin de vie ou porteurs de maladies très graves.
> • Ces patients vont demander une attention particulière, comme les patients malades psychiatriques qui peuvent décompenser leur maladie avec un risque réel de passage à l'acte suicidaire ou violent envers autrui.
> • Toute vulnérabilité, qu'elle soit sociale, médicale, psychologique peut avoir des conséquences graves si l'action des soignants n'est pas au rendez-vous de l'urgence.

Tout acteur de l'équipe a le droit d'inscrire une personne dans la liste des patients porcelaine et on en discute ensemble. Ils bénéficient d'un accueil « rapproché » par toute l'équipe, dès qu'ils rentrent dans la structure, ils ont un suivi particulier. La personne de l'accueil d'abord :

« Qu'est-ce que je peux faire pour vous ? qu'est-ce qui se passe aujourd'hui ? » « Je préviens le médecin, la médiatrice... » : c'est cela les patients porcelaine.

Je précise que quand on règle le problème des patients porcelaine, ils sortent de la liste. Le but c'est de les sortir de la liste. Et ils sont informés de ce dispositif, ils peuvent refuser d'en être.

Pourquoi sont-ils précieux ? Parce qu'ils nous renseignent sur nos capacités, ils nous mettent à l'épreuve, ils nous renvoient à nos limites, on discute sans arrêt de leur situation. Si on est capable de prendre en charge ou d'accompagner un patient porcelaine, on est capable de faire plus pour ceux qui ont le moins. Ils sont précieux pour nous. Fragiles et précieux. Mais ils demandent du temps, les voir en consultation dix minutes ce n'est pas possible. Il faut y consacrer une heure, une heure et demie. Le paiement à l'acte ne favorise pas cette prise en charge, le médecin isolé envoie ces patients aux urgences, il n'a souvent pas d'autres choix. Les accueillantes sont essentielles, elles sont les vigies de la Place Santé. Elles accueillent les patients, gèrent la salle d'attente (pas toujours facile), elles vérifient les droits d'accès aux soins, elles s'occupent du tiers payant, elles reçoivent les confidences des personnes, elles savent où sont les tensions.

Les réseaux territoriaux de santé et la loi Kouchner

Nous élaborions donc un projet de santé pour Saint-Denis. Au même moment cette question se posa pour le reste des réseaux de France. Ceux-ci s'étaient regroupés en coordination nationale avec la CNR (Coordination Nationale des Réseaux), que j'avais l'honneur de présider. Plusieurs centaines de réseaux étaient à l'œuvre sur le territoire, ils avaient inventé le travail pluriprofessionnel médico-social, la formation pluriprofessionnelle, le diagnostic de santé partagé… Le soutien institutionnel était réel mais contradictoire. Deux postures existaient déjà : la posture « on accompagne les professionnels dans leur construction de réseaux pour ce qu'elle est » et une autre posture : « on soutient les réseaux pour qu'ils mettent en place la politique publique ». On découvrait la dualité entre d'un côté les acteurs de la transformation à partir de la problématique de santé des habitants du territoire et de l'autre côté les acteurs prestataires de la politique publique pour la mise en œuvre des besoins institutionnels. Pour assurer que nous devions être dans une démarche populationnelle sur les besoins de santé et pas seulement sur la maladie, et armés de notre expérience de notre action dans la crise sanitaire du sida et de la toxicomanie, nous développions un plaidoyer pour que la loi du 4 mars 2002, dite loi Kouchner, inscrive dans la loi la création des réseaux de santé médico-psycho-sociaux dans le territoire. Ce fut l'article de loi : L6321-1CSP.

La loi Kouchner définit les réseaux de santé

« Les réseaux de santé ont pour objet de favoriser l'accès aux soins, la coordination, la continuité ou l'interdisciplinarité des prises en charge sanitaires, notamment de celles qui sont spécifiques à certaines populations, pathologies ou activités sanitaires. Ils assurent une prise en charge adaptée aux besoins de la personne tant sur le plan de l'éducation à la santé, de la prévention, du diagnostic que des soins. Ils peuvent participer à des actions de santé publique. Ils procèdent à des actions d'évaluation afin de garantir la qualité de leurs services et prestations.

Ils sont constitués entre les professionnels de santé libéraux, les médecins du travail, des établissements de santé, des centres de santé, des institutions sociales ou médico-sociales et des organisations à vocation sanitaire ou sociale, ainsi que des représentants des usagers ».

Cet article de loi indique clairement que nous sommes dans une logique de santé et pas seulement du soin.

J'ai cru naïvement que cette loi entérinait dans le droit commun le réseau de Santé comme support de l'organisation du système de soins et contribuait à le transformer en système de santé. Dans les deux années suivantes, la direction des hôpitaux au ministère de la santé, et les groupements régionaux des caisses primaires de l'assurance maladie, n'auront de cesse de détricoter cette loi pour continuer à promouvoir les réseaux de soins souvent conçus comme prolongement en ville du service hospitalier spécialisé ou, dit autrement, comme un moyen pour les médecins hospitaliers de trouver en ville des professionnels pour s'occuper de leurs malades.

Il a fallu attendre 14 ans pour que cette orientation soit ré-affirmée avec la loi de modernisation du système de santé de la ministre Touraine. La notion de la *communauté professionnelle territoriale de santé* (CPTS) reprend en 2016 l'idée de réseaux de santé de la Loi Kouchner ; 14 ans de perdus par les gouvernements Raffarin et Fillon en soutien au conservatisme médical.

Ces CPTS sont une tentative d'organiser l'offre de soins et de santé sur les territoires qui en ont grand besoin.

Le gouvernement, donc les ARS et l'assurance maladie, font le forcing pour les développer. Des moyens plus importants (centaines de milliers d'euros) sont alloués pour la communication alors que les activités de santé sont, elles, très peu financées.

Beaucoup de soignants notamment chez les professionnels libéraux, pensent que cette organisation va résoudre la crise de la médecine libérale. Restons prudents. Il y a des vices dans la construction des CPTS. Il n'y a pas accord sur ce qu'est le territoire, ce qui fait communauté de professionnels. La médecine libérale pense que la CPTS c'est « son bac à sable » mais nous sommes nombreux comme professionnels de santé dans nos territoires. Enfin, le S de CPTS, c'est la Santé pas le soin !

Il reste du chemin à parcourir avant d'arriver à cette organisation. Stabilisons d'abord le premier étage de l'édifice que sont les MSP et CDS, puis il sera temps après de construire l'étage supérieur.

Transformation 6.
Prendre appui sur les nouvelles pratiques pour transformer le système de santé

– Tirer des enseignements des transformations existantes pour nourrir les politiques publiques de santé.

– Favoriser l'expérimentation face aux crises sanitaires.

– Oser bousculer l'existant pour trouver des solutions aux problèmes de santé de la population.

– Ne pas laisser à la marge du système de santé ces nouvelles pratiques pour servir à sa transformation.

TRANSFORMATION 7

Diminuer les inégalités territoriales de santé, c'est-à-dire s'y confronter impérativement : en finir avec la politique d'exclusion des soins

Face à l'épidémie du Covid 19, nous avions un circuit d'informations performant. D'un côté un lien direct avec les institutions par mes responsabilités au sein de la fédération régionale des maisons de santé, la Fémasif, qui me permettait d'avoir en temps réel le suivi de l'épidémie, et de l'autre côté les médecins de la Place Santé, dont deux sont assistants universitaires, avec l'accès à la connaissance scientifique du moment.

La réunion d'équipe à l'ACSBE-La Place Santé du vendredi 13 mars 2020 va précipiter la transformation de notre organisation, va mobiliser l'énergie de l'équipe, va resserrer les liens entre nous, va nous faire collectivement comprendre où se situe notre responsabilité de soignants.

Nous fûmes surpris, mais pas dépourvus

Ayant peu de connaissances sur la nature de l'infection, nous raisonnons avec le principe de précaution qui veut qu'à ce moment-là il faut éviter la transmission du virus.

Pour cela, il nous faut faire le constat des problèmes et trouver où sont les solutions.

– Faire l'état de l'offre de soins sur le quartier et aux environs. L'injonction faite par le gouvernement aux professionnels paramédicaux de fermer leurs lieux de soins et pour les médecins et infirmiers / infirmières d'établir deux circuits de soins au sein des cabinets, nous fait réaliser que cette offre de soins va diminuer, voire s'effondrer au moment où elle est essentielle. D'emblée, la situation de crise du système de distribution des soins en médecine de ville, dominée par l'exercice solitaire, va démontrer qu'en situation épidémique l'approche centrée sur la maladie n'apporte pas de réponses en matière de santé publique. Bien au contraire, dans un premier temps, c'est la démobilisation professionnelle qui va être la règle.

– Nous comprenons tout de suite que notre action va s'adresser à toute la population du quartier et pas seulement à la patientèle de la Place Santé. Notre responsabilité de soignants nous impose de quitter le cadre déontologique de la médecine libérale qui interdit le « racolage » en direction des patients des autres soignants du territoire. Nous raisonnons en santé participative en période de crise : **c'est l'accès aux soins pour tous qui est premier.**

– Nous décidons de nous adresser à tous les habitants du quartier via nos relais de l'assemblée des habitants, des associations citoyennes, des autres professionnels soignants et en utilisant les réseaux sociaux avec la fabrication de vidéos explicatives.

– Les moyens de protection : la pénurie est importante, toutefois à la Place Santé, nous avons des stocks de masques et de gel hydroalcoolique. Dans les structures d'exercice collectif comme notre centre de santé, nous avons des fonctions supports

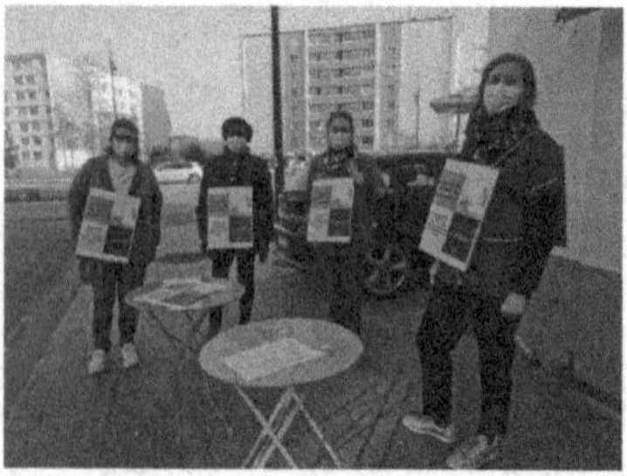

Campagne contre le Covid 19
Crédits photo : ACSBE, Sandra Reinflet

en coordination en gestion administrative. Ces fonctions nous permettent de gérer nos besoins, de suivre les stocks de produits jetables. C'est un avantage que n'ont pas forcément les cabinets d'exercice solitaire. En revanche, nous n'avons pas le matériel dont nous n'avions pas usage. La recherche de blouses, de charlottes, pour s'équiper à la consultation Covid va mobiliser nos relais institutionnels, essentiellement la commune de Saint-Denis et les habitants qui vont venir nous apporter du matériel de protection que nous pourrons redistribuer aux professionnels du soin à domicile. Très vite nous réalisons une vidéo et un atelier sur la fabrication des masques à la maison.

Une démarche de mobilisation solidaire

• Le travail en équipe pluriprofessionnelle donne une plasticité à l'organisation de notre structure. L'habitude de travailler en transversalité va permettre de décider collectivement de notre nouvelle organisation en deux circuits, un pour les patients suspectés d'être contaminés par le virus et un pour les patients qui ont un autre souci de santé.

• L'objectif est de ne pas laisser sans soins nos patients, surtout au moment où le message gouvernemental est de réduire l'accès aux soins à l'urgence médicale. Beaucoup de lieux de soins paramédicaux et médicaux vont fermer, arrêtant ainsi le suivi des maladies chroniques. En décidant de les fermer pour éviter la transmission du virus, la doctrine du ministère a contribué à aggraver la situation médicale de personnes malades. Chaque membre de l'équipe se repositionne dans une nouvelle fonction, l'adaptabilité étant la règle.

• Nous devons cesser les ateliers collectifs. Un comble ! Nous qui travaillons à briser les barrières entre les personnes nous voilà obligés de développer des gestes barrière !

• Une nouvelle salle d'attente est organisée sur l'espace public devant le centre de santé, (il a fait beau pendant le premier confinement). Cette salle d'attente rassure, et permet à l'équipe de dialoguer avec la population. Nous inventons la « salle d'attente à palabre ».

• Pendant toutes les périodes de confinement nous permettrons la continuité des soins.

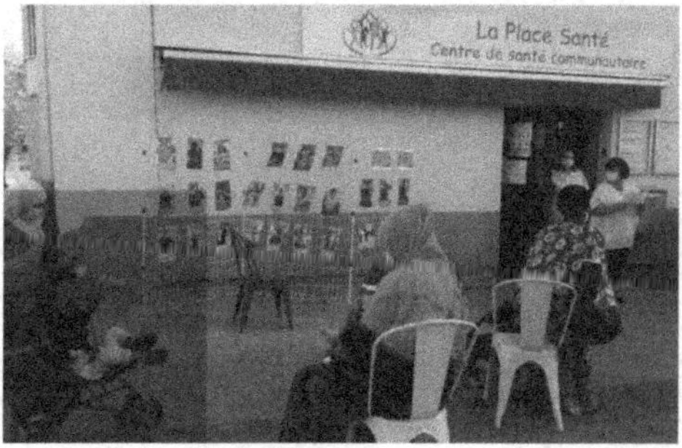

La salle d'attente à palabre sur l'espace public

Crédits photo : ACSBE, Sandra Reinflet

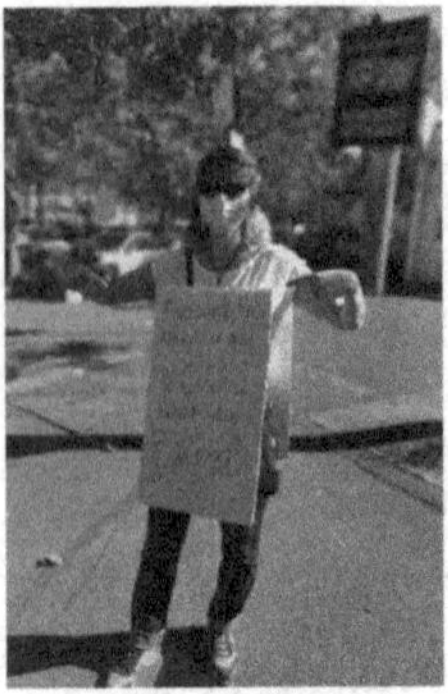

Aujourd'hui qu'est-ce qui vous ferait du bien ?
Crédits photo : ACSBE, Sandra Reinflet

Le « aller-vers »

Ce terme est entré dans le vocabulaire des soins primaires pendant cette épidémie. Pour nous il est consubstantiel de la santé participative, presque un pléonasme. C'est une rupture franche avec le modèle dominant. En médecine de ville, la règle veut que cela soit le patient, c'est-à-dire le citoyen, qui décide d'aller consulter un soignant quand il en a besoin. La posture du soignant est d'attendre la personne malade. Le « aller-vers » inverse le processus, ce sont les soignants qui vont vers la population.

Dans les actions de prévention, de promotion de la santé, nous nous adressons à la population, c'est de la santé proactive. Le « aller-vers » va plus loin en s'adressant directement aux personnes connues pour être des personnes à risque en période épidémique.

Déjà en 2003

Nous avions connu cela lors de la première canicule en 2003 : cela a créé des liens, pas une personne n'est décédée car toutes les personnes âgées étaient connues de la communauté. Les personnes âgées ont bénéficié de la réaction de solidarité citoyenne. C'était une action du « aller-vers ».

> *Dans la plupart des escaliers de la cité les personnes âgées sont connues des voisins. Des litres de boissons et de soupes furent distribuées, notamment par les adolescents, tous ne sont pas dealers !*

Après la canicule de 2003, en 2020 nous savions faire.

L'usage d'un système d'information partagé avec un logiciel pluriprofessionnel nous permet d'une part d'avoir la liste des personnes les plus vulnérables et à risques au Covid 19 et d'autre part de suivre les patients à distance en téléconsultation. Chaque jour l'équipe est mobilisée pour appeler les habitants, pour prendre des nouvelles, pour donner de l'information. Les patients Covid+ entrent dans un protocole médical de suivi en collaboration avec les infirmiers de la cité. Le pharmacien est sollicité

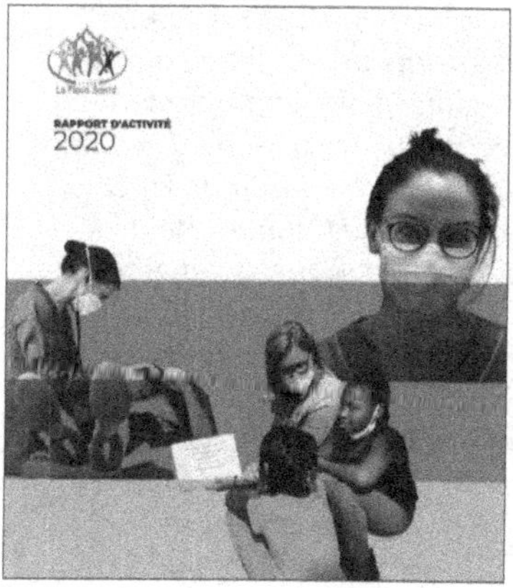

Le rapport d'activité 2020
Émilie Henry,
Gwenaëlle Ferré
Crédits photo :
ACSBE, Sandra Reinflet

pour l'accès aux équipements de protection et pour l'échange d'informations, son officine est également un lieu de débat et d'information.

Entre le 16 mars et le 2 mai, 236 personnes seront suivies pour suspicion de Covid (à l'époque pas d'accès aux tests). Plusieurs suivis à domicile seront effectués.

Témoignages issus du Rapport d'Activité de l'ACSBE pour 2020 et le Covid

L'équipe a ainsi recueilli plusieurs témoignages de patientes, désormais guéries, allant dans ce sens :

Madame B.

La fille de Mme B., 79 ans, appelle le centre en début de confinement pour nous dire que sa mère est tombée et ne réagit pas comme d'habitude. Une visite en urgence permet de voir qu'elle est confuse et elle est adressée aux urgences pour faire le point. Elle ressort malheureusement, faute de place en hospitalisation, avec comme diagnostic : Covid possible. La famille paniquée se demande quoi faire, nous organisons donc le passage à une HAD (hospitalisation à domicile) en urgence, car le lendemain l'état de santé de la dame se dégrade très vite, elle se met à tousser et a besoin d'oxygène. Un travail avec la famille, le prestataire d'oxygène, l'HAD et le laboratoire permettent une mise en place rapide des éléments dont elle a besoin, ainsi que d'établir le diagnostic de Covid avec des critères de gravité. Mme B. a fait le souhait de rester à la maison entourée de ses enfants. Cette décision a été longuement discutée avec elle et les membres de sa famille qui préfèrent la garder à la maison pour être auprès d'elle si elle ne devait pas s'en sortir. Fort heureusement, après près de trois semaines de soins, elle a récupéré progressivement et a pu même être sevrée en oxygène. Son mari âgé de 86 ans, pour qui nous craignions qu'il soit contaminé, est finalement indemne de symptômes.

Le « aller-vers » établit un lien entre l'équipe soignante et la population. Le travail des médiatrices, avec leur connaissance de la population, renforce ce lien social si abîmé pendant l'épidémie et lutte contre le mal-être, comme le montre ce témoignage d'une habitante :

Une patiente fréquentant les ateliers

« Je pleurais un matin, je pleurais et j'ai reçu ta vidéo et ça m'a fait du bien de voir que t'étais là et que tu pensais à moi. Et tous les matins avant de prendre mon café je me penchais par la fenêtre et je regardais si tu ouvrais la grille et si je te voyais dehors et je disais ça va il y a toute l'équipe ils sont là la Place Santé, ça va aller et je retournais dans ma cuisine pour prendre mon café. »

Une habitante

« Tous les matins je t'ai regardé arriver par ma fenêtre, et c'était bien quand tu m'as appelée pour savoir comment ça va, pour manger. J'ai eu plein de trucs, c'était bien. C'est vrai que des fois on pleurait avec la télé et la nuit on stressait ».

Pendant le premier confinement nous n'avons eu aucun décès dans la population suivie à la Place Santé. Nous ne pouvons pas démontrer que c'est notre action qui a permis cela, surtout lorsqu'on connaît les tristes chiffres des décès de la Seine-Saint-Denis. Il faudra des études de terrain plus affinées pour mesurer en quoi notre modèle peut, nous l'espérons, modérer la gravité d'une épidémie.

Au sein de l'équipe la mobilisation était très forte. La fatigue, l'angoisse de perdre une personne atteinte du Covid, l'incertitude de cette maladie, le mal-être de la population contribuaient à rendre l'exercice du métier difficile. Cette difficulté, je l'ai rencontrée dans toutes les MSP de la région. La solidarité en équipe n'est pas une chimère, le travail collectif a des valeurs et des émotions fortes, comme le montre le témoignage de ce médecin de la Place Santé.

Nadia, Médecin à la Place Santé

« Pendant le premier confinement on a vécu un très beau moment d'équipe. Nous avons été très soudés, très investis dans la gestion de la crise. L'adaptabilité de chacune et chacun a été impressionnante, beaucoup ont accepté de modifier leur métier. Et chacune et chacun ont pris soin les uns des autres.

Danièle a apporté un jour une crème hydratante pour les mains, on avait toutes les mains si sèches à force de se les laver et mettre du gel. J'ai cru qu'on allait pleurer quand on a découvert le tube de crème près du lavabo. Il y a eu plein de moments comme cela. On faisait très attention les uns aux autres ».

Si le travail collectif permet de mieux répondre aux besoins de soins et de santé de la population il permet aussi, et c'est essentiel, qu'il se dégage une forme de bonheur à travailler avec l'autre. La dynamique d'équipe n'est pas seulement une contrainte, elle est une solution face à l'adversité de nos métiers de soignants.

Après le premier confinement, la reprise d'une vie normale a été compliquée. Le mal-être de la population est important. Nous reprenons les ateliers collectifs en respectant la jauge, cela diminue l'isolement devenu très massif. Pendant l'été, avec le concours de l'association du quartier « Les enfants du jeu » nous organisons des ateliers de jeux qui seront très soutenants. Nous ouvrons un espace de parole collective avec une psychologue.

160 ateliers sont organisés entre mai et décembre 2020, 658 personnes y participeront dans le respect des règles des gestes barrières et de la jauge !

Témoignage de Affaf, la psychologue

« Ce qui m'a marquée, c'est d'abord la solitude des gens. Dans cette période très dure et ce quartier très enclavé, les sentiments de solitude et d'isolement ont été très forts. Et en même temps les personnes rencontrées ont fait preuve de beaucoup de générosité les unes envers les autres. »
« Il y a eu des échanges de stratégies pour ne pas s'effondrer dans des débats parfois vifs sur le système. Ces récits c'était très touchant pour moi. »

Les projecteurs sont restés braqués sur l'hôpital et c'est normal. Le Ségur de la santé favorise cette focalisation et le devenir de l'hôpital public reste pour les soignants de ville d'une importance extrême, car dans le monde d'après, c'est avec le monde hospitalier que nous devrons refonder le système de santé. Cette médiatisation ne doit pas masquer ce qui se joue en soins de ville pendant cette épidémie. Il ne faut pas oublier que la majorité des citoyens entrent dans le système de soins par la porte des soins primaires.

Transformation 7.
Faire reculer les inégalités territoriales de santé

– Inscrire dans la durée la lutte contre les inégalités de santé.

– S'appuyer sur une équipe pluriprofessionnelle médico-sociale.

– Adosser la pratique de la médecine sociale à des valeurs humanistes.

– S'appuyer sur le concept du aller-vers la population avec la santé participative.

– Ajouter un zeste de patience et de tendresse.

Conclusion

Il existe aujourd'hui un discours et des attitudes qui dénoncent les carences du système de soins, que cela soit en ville où à l'hôpital. Ces analyses sont souvent justes, mais sur quoi débouchent-elles ? Être dans la dénonciation est une posture, la mienne est d'être dans la proposition d'alternatives. Ma légitimité à le faire résulte de l'expérience acquise après 40 ans de travail en équipe soignante dans la pratique de la médecine sociale dans le cadre de la santé participative. L'expérimentation conduite par l'ACSBE au Franc-Moisin peut servir de repère. Les questions essentielles sont posées, les solutions trouvées, avec leurs limites, contribuent à la transformation devenue nécessaire.

Nous sommes en 2021 dans la phase délicate de sortir nos expérimentations de la marginalité pour oser les proposer comme supports pour passer du système de distribution des soins à un véritable système de santé. C'est ce que nous devons aux habitants du Franc-Moisin.

Nous savons où il faut agir. Comme toute transformation d'un système face aux changements, celui-ci se défend. Le conservatisme est à l'œuvre pour délégitimer les innovations qui le remettent en cause.

Face à l'adversité de cette crise sanitaire qui devient révélatrice du mal-être de la société avec ses replis individualistes et ses fantasmes complotistes, nous, les soignants, devons « injecter » dans la société des valeurs de solidarité, de respect, d'humanisme, ce sont nos véritables médicaments.

Les habitants du Franc-Moisin, dans leurs fragilités, du fait de leurs parcours de vie difficiles, m'ont appris que toute action qui permet de s'opposer à l'injustice et à la violence institutionnelle est une thérapeutique.

Je veux vraiment par cet ouvrage changer le regard que la société médiatico-politique veut imposer sur nos quartiers. Dans notre cité, j'ai vécu tant de belles histoires d'humanité que je ne peux accepter cette diatribe xénophobe qui nous décrit.

Avec l'équipe soignante chaque matin quand nous ouvrons notre lieu de soins et de santé, nous savons que nous ouvrons nos bras et nos regards pour un moment de tendresse, et que cela fait du bien.

Aujourd'hui est mieux qu'hier, et nous nous battons pour que demain soit encore mieux.

C'est le sens de ce petit ouvrage qui, avec la description d'une expérience, veut contribuer au débat pour l'avenir de la santé en France.

Postface

de Claude Alphandéry
Fondateur et Président d'honneur du Labo de l'ESS et de France Active
Président honoraire du Conseil national de l'insertion par l'activité économique.

On peut se demander à quoi sert une postface. Elle s'adresse à un lecteur qui a lu et aimé ce livre; il s'est donc intéressé à la médecine de ville, il est conscient de ses périls, attentif aux propositions pour y remédier.

Il a pu aussi, grâce à la belle préface du professeur Grimaldi, situer la médecine et la santé dans l'évolution générale de la société: des progrès inouïs des biotechnologies et des pratiques médicales ont été réalisés, mais force est de constater que ceux de la santé en son sens général, restent insuffisants et dramatiquement inégalitaires.

Les centres de santé et les pratiques décrites par Didier Ménard montrent néanmoins comment améliorer cette situation.

Tels sont les enseignements tirés de cette lecture; ils expliquent le grand intérêt qu'elle suscite.

Il me semble pourtant que celui-ci peut être enrichi – c'est l'objet de cette postface – par référence aux expériences que j'ai pu vivre: celle actuelle de la montée vers une économie sociale et solidaire (ESS) et celle ancienne de la Résistance.

Les initiatives de l'ESS réagissent et s'attaquent aux effets délétères d'une économie engagée dans une course effrénée aux profits financiers démesurés ; elles veulent répondre tant à des situations sociales inacceptables (précarité de l'emploi, défaillance des services publics, inégalités, discriminations, asservissements...) qu'à des menaces de désastre sur l'environnement.

Elles ouvrent ainsi des voies, proposent des remèdes nécessaires et précieux mais fragmentés qui ne suffisent pas à régler des problèmes qui s'ajoutent les uns aux autres : améliorer le bilan énergétique des maisons, c'est indispensable, mais cela laisse de côté la gabegie des transports, les déficits de vie dans les quartiers déshérités, etc. Au-delà de ses dysfonctionnements, la société est malade ; il faut *prévenir* et *soigner l'ensemble* de ses maux, régénérer un système qui ne fonctionne plus correctement.

L'ESS tente de le faire par des expériences prometteuses telles que les pôles territoriaux de coopération (PTCE), les tiers lieux et diverses formes de clusters, de maisons communes ; elle tente de *faire système, de faire vivre ensemble* des initiatives encore divisées. Et cet effort me paraît du même ordre que celui des *centres de santé* décrits par Didier Ménard qui dépassent les soins particuliers et traitent le malade *dans sa globalité*.

À cette relation forte entre la santé et les multiples problèmes d'une économie solidaire, le vieux résistant que je suis ajoute une autre comparaison :

les maquisards venaient résister aux coups portés par l'ennemi ; mais ils ont assez vite compris que derrière les blessures meurtrières de l'envahisseur, il y avait un mal qui en était la cause et les enlaçait, les englobait : la perte de la liberté, et que pour la retrouver, pour échapper à l'asservissement, il fallait non seulement combattre une armée puissante mais rétablir une démocratie dont la déliquescence avait rendu possibles l'effondrement militaire et ses abominables effets.

Le combat pour une démocratie véritable, c'est-à-dire la participation des citoyens aux décisions à tous les stades du pouvoir *enveloppait, surplombait* celui des résistants contre l'envahisseur, comme le combat contre la maladie *enveloppe, surplombe* ses symptômes.

On constate donc que dans trois circonstances et à trois niveaux différents, la santé, l'économie et la guerre, des éléments particuliers s'articulent et s'associent à un concept, à une idée générale :

– les symptômes de maladie s'inscrivent dans la notion beaucoup plus large de santé physique et morale dont les signes multiples sont liés à une médecine démocratique ;

– la lutte contre la précarité de l'emploi, le refus des inégalités et des discriminations s'intègrent à *une alter économie* respectueuse de l'humain et de la nature ;

– les combats contre l'envahisseur s'associent dans le programme du CNR à la construction de la démocratie.

Cette triple constatation montre que le renouveau démocratique est au centre, au cœur de toute réflexion, de toute action politique; mais il n'est pas sans susciter des difficultés de mise en œuvre:

– le succès de centres de santé coopératifs implique le regroupement d'activités professionnelles (médecins, infirmiers, psychologues...) dont l'histoire, les comportements, les intérêts sont souvent conflictuels et le conservatisme incrusté.

– l'ESS recouvre des besoins multiples (alimentation, logement, santé, culture...), des activités diverses (industrielles, agricoles, services...) et des modes de fonctionnement publics et privés (individuels et collectifs...) qu'il n'est pas aisé de joindre et d'enlacer.

– l'idée même de démocratie chez les maquisards se glissait dans des esprits peu préparés à la participation active à des actions collectives. Il fallait les conduire à discuter sans agressivité ni parti pris; ce qui s'oublie souvent.

Il paraît donc bon de mettre en perspective ces trois combats où des citoyens s'engagent avec leur cœur et dans un même état d'esprit de solidarité, de fraternité.

Didier Ménard le précise en notant que les centres de santé s'implantent plus souvent qu'ailleurs dans des quartiers populaires, ce qui, dit-il, n'est pas un hasard.

Nul doute en effet que les bonnes pratiques de santé publique, d'économie solidaire ou de démocratie participative vont de pair avec l'empathie, le respect d'autrui, l'humanisme qui sont au cœur de ce beau livre.

Annexes

1. Glossaire des termes utilisés

Centres de santé (CDS) et Maison de santé pluriprofessionnelle (MSP)

Ces deux types de structures d'exercice collectif en équipe pluriprofessionnelle portent un projet de santé financé par le même accord conventionnel avec l'assurance maladie. Le modèle économique est différent. Les CDS issus pour la plupart des centres de santé municipaux sont gérés par des organismes collectivités locales ou associations et mutuelles, les professionnels de santé qui y travaillent sont salariés. Les MSP issues elles de la médecine libérale sont gérées par une société interprofessionnelle de soins ambulatoires et les professionnels y sont rémunérés en honoraires

Communauté professionnelle territoriale de santé (CPTS)

Nouvelle organisation de l'offre de santé sur les territoires définie par l'ARS. Issue de la loi de santé de janvier 2016, elle a pour mission de mieux répondre aux besoins de santé de la population par une meilleure coordination de l'action de l'ensemble des acteurs du territoire ; professionnels de santé, professionnels du social, les élus, associations d'usagers et associations citoyennes. La CPTS est financée sur les fonds de l'assurance maladie, elle n'est pas effectrice de soins.

Espace santé individuel[1]

Anciennement appelé « dossier médical partagé » (DMP) sera le lieu informatique où seront réunies les données de santé de la personne. Il sera abondé par les soignants sous un contrôle (réel ou théorique ?) de la personne malade.

Maladie chronique

Les progrès de la médecine ont transformé les maladies aiguës graves d'hier en maladies chroniques (de longue durée évolutives). Exemples : diabète, maladies cardiovasculaires, cancers, endométriose, Alzheimer… On peut les soigner mais pas les guérir. Pour cela il faut associer les pratiques médicales, l'éducation, la prévention et les savoirs de la personne malade. Cela définit la troisième médecine

Médecine de parcours

Une médecine de parcours est une médecine qui coordonne l'action des différents professionnels de soins et médicaux sociaux situés sur l'itinéraire de la personne malade. Trois niveaux de parcours existent ; le parcours de soins centré sur la maladie, le parcours de santé centré sur la promotion de la santé, prévention, éducation, résolution des problèmes sociaux… et le parcours de vie centré sur les événements et relations au monde.

Paiement à l'acte

En médecine libérale l'action du professionnel est « découpée » en acte et à chaque acte est attachée une

1. « NdE : expérimenté à partir d'août 2021, cet outil appelé « Mon espace santé » est généralisé à l'ensemble des Français depuis début février 2022 ».

valeur et un prix. Le tout définit la nomenclature. Les honoraires du professionnel sont la somme des actes effectués et payés par le malade qui se fait ensuite rembourser par l'assurance maladie et sa mutuelle.

Pluridisciplinaire

Au sein d'une profession il y a plusieurs disciplines, médecin généraliste, médecin spécialisé, infirmière, infirmière de puériculture, infirmière de bloc opératoire, infirmière anesthésiste...

Pluriprofessionnel

Une équipe pluriprofessionnelle est une équipe de soignants qui regroupe plusieurs professions médicales et paramédicales, sociales, fonction support.

Réseaux de santé

Apparus dans les années 90, ils permettaient le regroupement sur les territoires des différents professionnels de santé, du social, mis en jeu par une population atteinte d'une maladie particulière : sida, toxicomanie, diabète, insuffisance rénale... Petit à petit ils sont devenus des réseaux de santé sur les territoires, centrés sur les situations complexes générées par ces maladies. Ils sont remplacés maintenant par les DAC, Dispositifs d'Appui à la Coordination, qui au sein d'un département doivent aider à la résolution de ces cas complexes.

Santé communautaire

La santé communautaire est un concept Onusien qui permet de définir un besoin de santé à partir des besoins identifiés par une communauté de citoyens. La coopération entre les habitants de cette communauté et les professionnels de la santé permet de trouver des solutions plus pertinentes que la seule réponse médicale. La Santé communautaire est très répandue au Québec, dans les pays d'Amérique Latine et en Belgique avec les maisons médicales.

Santé participative

C'est la santé communautaire à la « sauce » française. Le mot communautaire étant confondu avec le mot communautarisme, la santé « participative » évite le risque de la stigmatisation.

Santé publique

La santé publique vise à favoriser, protéger, améliorer l'état de santé des personnes et de la population entière. Elle se différencie de la médecine en mettant davantage l'accent sur la prévention que sur les traitements curatifs et par une approche populationnelle plutôt qu'individuelle.

Santé publique de proximité

Regroupe les actions de santé en direction d'une population dans le cadre de l'action de proximité ; le aller-vers, les ateliers de promotion de la santé, l'éducation thérapeutique, la prévention. Elle se distingue des campagnes nationales, de journées à thématique spécifique. Elle s'enracine dans la vie des gens et de leur territoire.

Troisième médecine

Médecine des maladies chroniques.

2. Liste des abréviations

ACSBE: Association Communautaire Santé Bien Être

Avec Santé: Fédération nationale des maisons de santé (anciennement FFMPS, Fédération Française des Maisons Pluriprofessionnelle de Santé)

CAF: Caisse d'Allocations Familiales

CDS: Centres De Santé

CCAS: Centre Communal Action Sociale

CPAM: Caisse Primaire d'Assurance Maladie

DIPLP: Délégation Interministérielle à la Prévention et Lutte contre la Pauvreté

Fémasif: Fédération des maisons de santé d'Île-de-France

MSP: Maison de Santé Pluriprofessionnelle

ROSP: Rémunération sur Objectifs de Santé Publique pour les médecins

SMG: Syndicat de la Médecine Générale

USB: Unités Sanitaires de Base

3. Quelques dates essentielles

1848

Le Royaume-Uni crée le premier Ministère de la santé publique à la suite d'une épidémie de choléra

1922

La Société des Nations décide de créer son Comité d'hygiène, ancêtre de l'Organisation Mondiale de la Santé (OMS).

1927

Création de l'organisation de la médecine libérale en France, avec la charte qui définit les quatre libertés fondamentales : liberté d'installation, liberté de fixer les honoraires, liberté de prescription, liberté de choix du médecin par le patient.

1940

Création de l'ordre des médecins par le gouvernement de Vichy.

1945

4 et 16 octobre, ordonnance de la création de la sécurité sociale.

1958

Réforme Debré ; création des Centres Hospitaliers Universitaires (CHU) et de l'enseignement de la médecine.

1966

Création de la convention médicale qui lie la médecine libérale en ville à l'assurance maladie : prix de la consultation et du remboursement.

1996

Loi Juppé : création de L'Objectif national de dépenses d'assurance maladie (Ondam) ; objectifs nationaux des dépenses de l'assurance maladie votés par le parlement.

2002

Loi Kouchner sur les droits des malades.

2009

Loi Hôpital Patient Territoire Santé (Loi Bachelot) qui définit dans la loi les MSP et CDS.

2016

Loi modernisation du système de santé (Loi Touraine) qui définit les CPTS et le métier de la médiation en santé.

2018

Loi de financement de la sécurité sociale qui ouvre le droit à la dérogation du paiement à l'acte.

2019

Loi santé (Loi Buzyn) qui favorise la coopération entre les professionnels de santé. Réforme des études médicales.

4. Courte bibliographie

Albert Camus, ***La peste,*** **Gallimard 2017.**

Irène Frachon, ***Médiator 150MG – Combien de morts ?*** Éditions Dialogues, 2010.

André Grimaldi, Yves Caillé, Frédéric Pierru, Didier Tabuteau, ***Les maladies chroniques vers une troisième médecine***, Éditions Odile Jacob, 2017.

André Grimaldi, ***Manifeste pour la santé 2022***, Éditions Odile Jacob 2021.

Didier Jourdan, Michel O'Neill, Sophie Dupéré, Jorge Stirling ***Quarante ans après, où en est la santé communautaire ?*** », dans Santé Publique 2012/2 (vol. 24), pages 165 à 178, 2012.

Ivan Illich, ***Némésis médicale,*** Éditions du Seuil, 1975.

Didier Ménard ***Pour une médecine sociale,*** Éditions Anne Carrière 2020.

Nadège Vézinat ; ***Pour une médecine collaborative,*** PUF, 2017.

Emmanuel Vigneron ; ***Les Centre de Santé*** Éditions FEHAP, 2014.

Promosanté Île-de-France ; Dossier « **Comprendre et agir » sur la participation des habitants-usagers citoyens.** consultable en ligne : https://www.promosante-idf.fr/dossier/participation-des-habitants-usagers-citoyens (dernière consultation le 17 mars 2021).

5. Sites web utiles

Sites web d'organismes mentionnés dans cet ouvrage : (dernière consultation de l'ensemble le 17 mars 2022)

L'ACSBE	acsbe.asso.fr/
France Assos Santé	france-assos-sante.org/
La revue Pratiques	pratiques.fr/
Institut Renaudot	institut-renaudot.fr/
FNCS	fncs.org
Avec-Santé	avecsante.fr
Fémasif	femasif.fr
IRDES	irdes.fr

Institut de Recherche et Documentation en Économie de la Santé

Charte du SMG smg-pratiques.info/Charte-Syndicat-Medecine-Generale

D'autres guides ou outils à découvrir sur le web dans les sites mentionnés plus haut ou ailleurs

• **Constituer une CPTS en Île-de-France, guide pratique :**

iledefrance.ars.sante.fr/media/19430/download

Voir fiche 4 page 36 : Impliquer les usagers dans la démarche.

• **Élaborer un projet de santé pour une CPTS, guide pratique pour les PS libéraux d'Occitanie :**

guichet-cpts-occitanie.org/wp-content/uploads/2020/07/3A-CPTS-Guichet-CPTS-Guide-pratique-projet-de-sante%CC%81.pdf

Voir notamment Boîte à outils Impliquer les patients dans la démarche.

- **Petit guide de la participation en santé de proximité, AVECsanté**

avecsante.fr/wp-content/uploads/2018/11/le-petit-guide-de-la-participation-en-sante-de-proximite-ffmps.pdf

- **Guide pratique pour la construction d'une CPTS**

avecsante.fr/wp-content/uploads/2020/03/guide-cpts-pages.pdf

- **Dossier numérique sur le site de PromoSanté Île-de-France pour la participation des habitants-usagers-citoyens.**

promosante-idf.fr/dossier/participation-des-habitants-usagers-citoyens

Les éditions Utopia

Ces ouvrages sont disponibles en version papier et en version numérique chez les libraires et sur les sites de vente en ligne.

COLLECTION **CONTROVERSES**

Par le Mouvement Utopia :

Sans-papiers ? Pour lutter contre les idées reçues, préface Danielle Mitterrand, 2010 (épuisé).

Nucléaire, idées reçues et scénarios de sortie, préface Albert Jacquard, 2011.

Le travail, quelles valeurs ? Idées reçues et propositions, préface Dominique Méda, 2012.

Agriculture et alimentation, idées reçues et propositions, préface Marc Dufumier, 2014.

Propriété et communs, idées reçues et propositions, préface Benjamin Coriat, 2017.

Démocratie ? idées reçues et propositions, préface Bastien François, 2018.

Migrations, idées reçues et propositions, préface François Gémenne, 2019.

COLLECTION **RUPTURES**

Thomas Coutrot, David Flacher, Dominique Méda, *Pour en finir avec ce vieux monde, les chemins de la transition*, 2011 (épuisé). Disponible en version numérique.

Nicolas Sersiron, *Dette et extractivisme*, 2014.

Guillaume Borel, *Le travail, histoire d'une idéologie*, 2015.

Renaud Duterme, *De quoi l'effondrement est-t-il le nom ?* 2016.

Collectif, *Des droits pour la nature*, 2016.
Aurélien Bernier, *La démondialisation ou le chaos*, 2016.
André Koulberg, *Le FN et la société française*, 2017.
Jean-Jacques Gury, *Le coup d'État milliardaire*, 2017.
Stéphane Bikialo et Julien Rault, *Au nom du réalisme*, 2018.
Aurélien Bernier, *Les voleurs d'énergie*, 2018.
Jean-Francois Simonin, *La tyrannie du court terme*, 2018.
Alain Coulombel, *De nouveaux défis pour l'écologie politique*, 2019.
Jean-Marc Sérékian, *Capitalisme fossile*, 2019.
Aurélien Bernier, *L'illusion localiste*, 2020.
Valérie Garcia et Marc Pleysier, *Voyages en effondrement*, 2020.
Cyrille Cormier, *Climat, la démission permanente*, 2020.
Florent Bussy, *Alternatives, choisir pour ne pas subir*, 2021.
Patrick Viveret, *La colère et la joie, Pour une radicalité créatrice et non une révolte destructrice*, 2021.
Guy Valette, *L'allocation universelle d'existence, La protection sociale du XXIe siècle*, 2021.
Alice Canabate, *L'écologie et la narration du pire, Récits et avenirs en tensions*, 2021.
Aurélien Bernier, *L'urgence de relocaliser, Pour sortir du libre-échange et du nationalisme économique*, 2021.
Marc Dufumier et Laurent Gervereau, *Pour une conscience terriste*, 2022.
Jean Lesage, Hélène Lonza et Marcel Thorel, *L'école que nous voulons*, 2022.
Didier Ménard, *Médecine de ville en péril*, 2022.

COLLECTION THÉMATIQUE DÉCROISSANCE

Baptiste Mylondo, *Un revenu pour tous, précis d'utopie réaliste*, 2010 (épuisé).
Baptiste Mylondo, *Pour un revenu sans condition*, 2012.

Vincent Liegey, Stéphane Madelaine, Christophe Ondet et Anne-Isabelle Veillot, *Un projet de décroissance, manifeste pour une DIA,* 2013.

Michel Lepesant, *Politique(s) de la décroissance,* 2013.

Paul Ariès, *Écologie et cultures populaires,* 2015 (épuisé).

COLLECTION THÉMATIQUE **AMÉRIQUE LATINE**

Marta Harnecker, *Amérique Latine, laboratoire pour un socialisme du* xxie *siècle,* 2010.

Rafael Correa, *De la République bananière à la Non-République,* 2013.

Alberto Acosta, *Le Buen vivir, pour imaginer d'autres mondes,* 2014.

COLLECTION THÉMATIQUE **DÉPASSER LE PATRIARCAT**

Collectif Femen, *Manifeste Femen,* 2015 (épuisé).

Taslima Nasreen, *À la recherche de l'amant français,* (roman) 2015.

Davy Borde, *Tirons la langue, plaidoyer contre le sexisme dans la langue française,* 2016.

HORS COLLECTION

Thierry Ternisien d'Ouville, *Réinventer la politique avec Hannah Arendt,* 2010.

Mouvement Utopia, *Le Manifeste Utopia,* 2012.

Emmanuel Delattre, *Requiem pour l'oligarchie,* (roman), 2013.

La Confédération paysanne, *Cause animale, cause paysanne,* 2020.

CHEZ D'AUTRES ÉDITEURS

Mouvement Utopia, *Le Manifeste Utopia,* Parangon, 2008

Mouvement Utopia, *Le Manifeste Européen,* L'Esprit Frappeur, 2009.

Les Éditions Utopia
61, bd Mortier 75020 Paris
www.editions-utopia.org
contact@editions-utopia.org
01 43 57 32 14

Direction artistique/couverture : Fabienne Couderc
Maquette : Palimpseste
Corrections : Isabelle Bloch, Myriam Michel, Erick Montagne et Jean-Jacques Pascal